ÉTUDE

SUR LE

REIN DES URINAIRES

PAR

Le Docteur J. ALBARRAN

INTERNE LAURÉAT DES HOPITAUX
(PREMIER INTERNE, 1884. — MÉDAILLE D'OR, 1888)

PARIS

G. STEINHEIL, ÉDITEUR

2, rue Casimir-Delavigne, 2

1889

ÉTUDE

SUR

LE REIN DES URINAIRES

ÉTUDE

SUR LE

REIN DES URINAIRES

PAR

Le Docteur J. ALBARRAN

INTERNE LAURÉAT DES HOPITAUX
(PREMIER INTERNE, 1884. — MÉDAILLE D'OR, 1888)

PARIS

G. STEINHEIL, ÉDITEUR

2, rue Casimir-Delavigne, 2

1889

A M. L. RANVIER

MEMBRE DE L'INSTITUT, PROFESSEUR AU COLLÈGE DE FRANCE

A M. LE DOCTEUR L. MALASSEZ

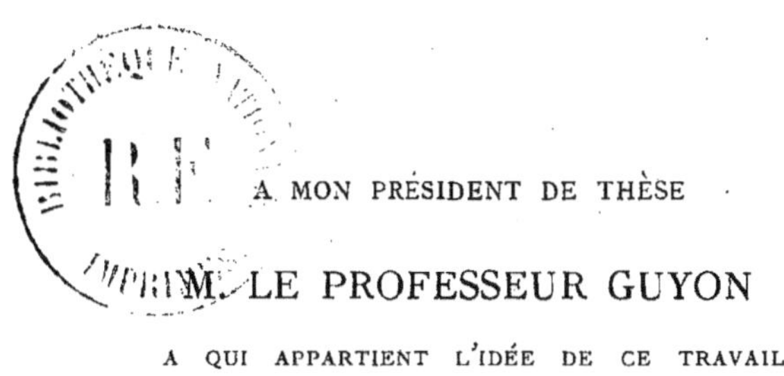

A MON PRÉSIDENT DE THÈSE

M. LE PROFESSEUR GUYON

A QUI APPARTIENT L'IDÉE DE CE TRAVAIL

A MES MAITRES DANS LES HOPITAUX

MM. LES PROFESSEURS TRÉLAT, GRANCHER, GUYON
ET MM. LES PROFESSEURS AGRÉGÉS LE DENTU
ET HUMBERT

A M. LE PROFESSEUR BROUARDEL

CONSIDÉRATIONS GÉNÉRALES

Envisagées dans leur ensemble, les lésions rénales consécutives aux maladies des voies excrétoires de l'urine paraissent aujourd'hui bien connues. La clinique, dont les progrès sont en grande partie dus à M. le professeur Guyon, l'anatomie histologique, bien étudiée par MM. Lancereaux et Cornil, paraissent avoir dit leur dernier mot. La pathogénie même, grâce aux expériences de MM. Charcot et Gombault, d'Aufrecht, de Straus et Germont et aux récents travaux bactériologiques, paraît établie dans sa conception générale et presque terminée dans ses détails.

Étudiées de plus près, les néphrites des urinaires, plus encore que les néphrites médicales, sont loin d'être bien connues sous ce triple point de vue pathogénique, anatomique et clinique.

En pathogénie on admet, d'après les expériences de MM. Straus et Germont, que la ligature simple de l'uretère ne provoque pas d'inflammation rénale : les lésions sont celles de la dilatation et de l'atrophie, il n'y a pas de sclérose conjonctive. D'un autre côté on sait, par les expériences de MM. Charcot et Gombault et d'Aufrecht, que les ligatures de l'uretère, pratiquées sans précautions antiseptiques, déterminent l'inflammation et la suppuration du rein.

Ces notions sont appliquées aux néphrites que nous étudions et on les divise : 1° en néphrites par simple obstacle au cours de l'urine, sans l'intervention de germes infectieux, caractérisées par la sclérose et par l'absence du pus ; 2° en néphrites suppurées ou microbiennes.

Il suffit de réfléchir un moment pour s'apercevoir d'un vice de raisonnement dans cette application des données expérimentales.

Si, en effet, il faut chez l'animal l'intervention des organismes pour que la lésion ascendante produise la sclérose interstitielle, celle-ci ne peut se produire chez l'homme sans l'intervention des germes extérieurs. Il est difficile de sortir de ce dilemme : ou les expériences citées sont fausses, et elles sont vraies, ou la sclérose rénale ascendante doit rentrer dans le cadre des lésions microbiennes : nous essaierons de le démontrer.

Toute la difficulté consiste en ce que nous ne sommes pas habitués à l'idée de lésions de nutrition cellulaire lentement produites par l'action des microbes : on sait que Bouchard et Charrin ont vu le bacille pyocianique et le bacille tuberculeux produire la dégénérescence amyloïde.

D'un autre côté les microbes que nous étudions étant pyogènes, il semble à première vue que leur action devrait se traduire toujours par la formation de pus. Or, si l'on se reporte à l'étude des suppurations non microbiennes, nous voyons une même substance, la térébenthine par exemple, déterminer tantôt la suppuration, tantôt les inflammations non suppuratives, suivant la quantité injectée, l'animal employé, etc. (GRAWITZ et DE BARY). Il en est de même pour les microbes; leur propriété est une qualité de virulence ; partant, elle peut être exaltée, diminuée ou abolie suivant les conditions d'âge, de milieu, etc. C'est ainsi que le streptocoque pyogène perd ses propriétés en quelques jours, que la bactérie pyogène produit plus constamment le pus chez le lapin que chez la souris. En tant que cellule vivante, le micro-organisme conserve sa spécificité, il a perdu une de ses propriétés, sa qualité pyogène.

Vaserzug a démontré que certains microbes peuvent perdre leur forme ou leur couleur, et que dans d'autres circonstances ils acquièrent de nouveau ces propriétés.

Lorsqu'un microbe pyogène en pleine virulence s'arrête dans un endroit quelconque de l'économie et que sa colonie y prospère, les ptomaïnes qu'il sécrète produisent, suivant les cas, la prolifération ou la mort atrophique des éléments cellulaires différenciés qui constituent le tissu ; les leucocytes sortis par diapedèse des vaisseaux entament la lutte, et si la phagocytose est impuissante, la peptonisation produite par les ptomaïnes, transforme tous ces éléments en corpuscules du pus. Si la virulence est moindre, les substances solubles sécrétées par les microbes agissent d'une façon moins intense, l'inflammation est simplement formative, les éléments proliférés du tissu conjonctif deviennent embryonnaires, aptes à reproduire du tissu adulte, et la sclérose se trouve constituée. Il est probable que les leucocytes, ces cellules embryonnaires voyageuses, nées comme les cellules conjonctives du feuillet mésodermique, contribuent à la formation du nouveau tissu.

Cette conception de certaines variétés de sclérose est confirmée par ce que nous savons des scléroses non microbiennes. Les agents irritants charriés par les vaisseaux peuvent produire des néoformations conjonctives ; c'est ainsi que l'empoisonnement expérimental par la cantharidine détermine dans les reins une lésion irritative, épithéliale au début, conjonctive ensuite, qui aboutit à la sclérose. Si cela est, pourquoi un irritant sécrété par des cellules vivantes, par des microbes, alors qu'il se trouve en contact avec le même tissu, ne produirait-il pas de résultats semblables ?

Quoi d'étonnant après cela que dans le rein on puisse

voir, comme résultat de l'action d'une seule ou de plusieurs
variétés de microbes, tantôt la sclérose, tantôt la suppuration ? Nous essaierons de le démontrer par la clinique, par
l'anatomie pathologique et par l'expérimentation.

Si, toujours dans le domaine de la pathogénie, nous étudions le mode d'arrivée des bactéries dans le rein, on voit
que les auteurs admettent tous la voie ascendante et que,
par le raisonnement et par analogie, quelques-uns ont été
conduits à admettre des néphrites suppurées produites par la
voie circulatoire. Cette hypothèse n'a pas été démontrée.
Nous croyons pouvoir la démontrer et nous établirons les
lésions diverses *suppurées* et *non suppurées* ainsi produites.

Il est enfin une question d'importance majeure non encore
élucidée : quel est le microbe de la néphrite infectieuse des
urinaires ? Les auteurs décrivent les microcoques des suppurations banales.

Nous avons décrit, avec M. Hallé, le bacterium pyogenes
(bactérie septique de la vessie), comme cause presque constante de ces néphrites. M. Doyen parle des protéi.

Je pense démontrer dans ce mémoire qu'il n'existe pas
de microbe spécifique de la néphrite ascendante ; que ces
néphrites peuvent être provoquées par des organismes variés
agissant seuls ou associés ; c'est-à-dire qu'il existe des
infections rénales simples produites par un seul microbe,
et des *infections combinées* reconnaissant pour cause deux
organismes différents agissant d'une façon simultanée.

Nous montrerons le rôle presque exclusif du bacterium
pyogenes dans les infections simples, et son rôle prépondérant dans les infections combinées.

En histologie pathologique, les néphrites chroniques sont
bien connues. On fait pourtant jouer un rôle trop exclusif
aux lésions médullaires et l'on considère, à tort, croyons-
nous, comme un caractère de ces néphrites, leur diffusion,

leur étendue simultanée à tout le parenchyme du rein. Presque toujours le siège des principales lésions est la substance corticale, et souvent on voit des départements rénaux atteints à des degrés très variables.

La variété des néphrites par oblitération aseptique n'est pas encore décrite chez l'homme ; et nous avons pu en observer plusieurs exemples.

L'histologie des néphrites aiguës non suppurées des urinaires, ce qu'on décrit comme de simples congestions rénales, est à faire en entier ; nous avons pu en étudier plusieurs exemples.

La clinique, avons-nous dit, est bien établie grâce aux travaux de M. Guyon et de ses élèves : nous nous attacherons à déterminer les symptômes qui répondent aux lésions anatomiques et nous aurons surtout des documents à produire en ce qui regarde l'analyse des urines sous le point de la quantité d'urée, de l'albuminurie presque constante et de l'étude des cylindres rénaux. C'est à peine si nous pourrons ébaucher des différences symptomatiques répondant aux variétés de microbes qui causent l'infection rénale.

Il est un fait, *fréquent*, qui a particulièrement attiré notre attention : nombre de malades urinaires meurent sans fièvre, alors que leurs reins présentent des lésions suppurées parfois très étendues.

Nous croyons trouver la raison de ce fait, étrange à première vue, dans les conditions de réaction pathologique de nos malades. Il ne faut pas l'oublier, presque tous les urinaires sont des vieillards ; on pourrait dire sans paradoxe qu'ils sont plus vieux que leur âge, car chez eux l'insuffisance excrétoire de l'urine ajoute encore à la déchéance organique générale.

M. Charcot, dans son livre sur les *Maladies des vieillards*, avait fait ressortir l'absence de réaction comme le caractère dominant de la pathologie sénile. Si, chez l'enfant, la solidarité fonctionnelle entre les divers appareils est telle que la moindre atteinte portée à l'un d'eux retentit sur tous les autres ; si, chez l'adulte, la spécialisation est augmentée, chez le vieillard l'indépendance fonctionnelle des organes est poussée à l'extrême. On ne s'étonne pas de voir, chez les vieillards, des pneumonies suppurées apyrétiques ; nous ne devons pas être surpris de trouver les reins suppurés chez les vieillards urinaires morts sans fièvre.

Loin de nous la prétention d'avoir élucidé tous les problèmes énoncés ci-dessus ; nous avons simplement essayé de tirer des conclusions déduites exclusivement des faits que nous avons observés nous-même.

I. HISTORIQUE

Les noms de Bonet, de Rayer et de Klebs resteront toujours attachés à l'étude des altérations des reins consécutives aux lésions des voies excrétoires de l'urine.

Bonet établit l'influence des maladies des voies excrétoires sur l'inflammation du rein. Rayer créa la pyélo-néphrite ; il en décrivit les lésions anatomiques et les signes cliniques. Klebs vit, le premier, des microbes dans la néphrite ascendante et sut leur attribuer un rôle pathogène.

On s'en tenait aux vagues notions d'Hippocrate (1), de Galien et d'Avicenne (2) sur les altérations des reins à la suite des calculs. On étudiait avec Paul d'Égine les variétés d'urine purulente, suivant qu'elle provenait des reins ou de la vessie, ou bien, avec Ambroise Paré (3), on considérait l'ulcère du rein comme la manifestation d'un état humoral.

Th. Bonet (4), dans un ensemble d'observations remarquables, établit que l'inflammation du rein peut être la conséquence des obstacles au cours de l'urine. Tantôt la cause siégera en dehors de l'appareil urinaire, tantôt au contraire l'obstacle sera dû aux lésions de la vessie, de la prostate ou de l'urètre.

(1) HIPPOCRATE. — Édition Littré.
(2) AVICENNE. — *Libri de medicâ*. Lib. III, tract. 2.
(3) A. PARÉ. — *Œuvres*. Lib. VI, chap. XII, et lib. XIII, chap. VIII.
(4) Th. BONET. — *Sepulchretum*. Tome II.

Morgagni (1), Portal, d'autres encore, publient des observations de dilatation urétérale et rénale, mais il faut arriver à Rayer (2) pour voir la pyélo-néphrite former une entité pathologique. Rayer enseigne que, à la suite des maladies de la vessie, de la prostate, ou de l'urètre, il s'établit une inflammation ascendante qui conduit à la pyélo-néphrite, lésion plus grave et plus fréquente que la pyélite ou la néphrite isolées.

A la suite de Rayer, Forster (3) signale l'atrophie et la destruction des reins comme conséquence de l'accumulation d'urine dans les bassinets, et les auteurs qui suivent, copiant les descriptions de Rayer, n'ajoutent guère à l'étude des néphrites ascendantes.

Klebs (4), en 1869, trouve, le premier, des microbes dans les reins. Pour lui la fermentation ammoniacale de l'urine est toujours le fait des micro-organismes venus du dehors; et ce sont ces germes qui, par leur ascension, provoquent autour d'eux la formation d'un abcès dont le pus est rempli de bactéries.

Pasteur (5) a démontré, dès 1859, que la décomposition ammoniacale de l'urine est due à une torulacée disposée en chapelet; Traube (6) et Van Tieghem avaient appuyé de leurs expériences la nouvelle découverte; mais cette nouvelle application de la théorie des germes eut à subir toutes les attaques soulevées au début par la grande découverte de Pasteur; elle fut particulièrement combattue

(1) Morgagni. — *Lettres*, IV, XLII.
(2) Rayer. — *Maladies des reins.*
(3) Forster. — *Traité d'anatomie pathologique*, 1850.
(4) Klebs. — *Handbuch der pathol. Anatomie*, vol. I, p. 655. Berlin, 1868.
(5) Pasteur. — Des éléments figurés comme cause de l'urine ammoniacale. *Ann. de phys. et de chimie*, 1859. *Comp. rendus de l'Acad. des Sc.* 1860.
(6) Traube. — *Beitrage zur Pathol. und. Phys.*, B. d. II, p. 664.

par Robin (1), par Curtis (2) (de Boston) et par Feltz et
Ritter (3). Il fallut le talent et l'indépendance de Klebs
pour que la pathologie microbienne fût appliquée aux
néphrites ascendantes.

Ces travaux importants restèrent un peu dans l'ombre
jusqu'au jour où Lancereaux (4), dans sa *monographie* du
Dictionnaire de Dechambre, dit, lui aussi, que les néphrites
suppurées consécutives étaient le fait des micro-organismes.
Cet auteur n'apporte aucune preuve nouvelle, aussi, en ce
qui regarde les néphrites que nous étudions dans cette
thèse, ce qui fait le mérite du travail de Lancereaux, c'est
l'étude anatomique de sa néphrite diffuse consécutive.
Lancereaux montre la lésion débutant par la pointe des
pyramides, pour de là s'étendre en rayonnant dans la substance corticale ; c'est une néphrite interstitielle diffuse.
Plus d'un auteur transcrit encore aujourd'hui cette description qui a servi de base à la division actuelle des
néphrites ascendantes en suppurées et non suppurées.

Il nous faut à partir de ce moment, pour rendre un peu
méthodique l'histoire si confuse des néphrites des urinaires,
scinder cette étude. Nous passerons rapidement en revue
les travaux anatomo-pathologiques et nous indiquerons
ensuite les principales recherches microbiologiques.

(1) Robin. — *Leçons sur les humeurs*, 1874.

(2) Curtis. — *Boston med. and. surg. jour.*, décembre 1874.

(3) Feltz et Ritter. — Étude expériment. sur l'ammoniémie. *Compt. rendus Acad. sciences*, mars 1874.

(4) Lancereaux. — Article *Rein* du *Dict. Encyc. des Sc. Méd.*, 1876,
p. 189 et 221.

ANATOMIE PATHOLOGIQUE. — Dans ses leçons sur les cirrhoses épithéliales, M. Charcot (1) donna le résultat d'une expérience de ligature de l'uretère chez le cobaye, faite en commun avec M. Gombault. Ces expérimentateurs constatèrent la transformation de l'épithélium des tubes contournés en un revêtement de cellules cubiques aplaties, et une production exubérante de tissu conjonctif interstitiel, tantôt complètement embryonnaire, tantôt à un stade d'organisation plus ou moins avancée.

L'année suivante, Aufrecht (2) déduit de ses expériences de ligature de l'uretère chez le lapin, que, pendant les trois premiers jours, la lésion est purement épithéliale, puis, plus tard, il y a prolifération du tissu interstitiel.

Helfrich (3) reprend les expériences d'Aufrecht et il conclut de ses quatre observations personnelles (ligature de quatre à vingt et un jours), que dès le début la néphrite est à la fois parenchymateuse et épithéliale; la dégénérescence graisseuse de l'épithélium et l'envahissement du tissu interstitiel sont des phénomènes connexes.

P. Bos (4) pratique six fois la ligature de l'uretère et constate toujours l'existence des lésions épithéliales et, de bonne heure, des lésions interstitielles, mais, point important, ces dernières ne sont aucunement en rapport avec l'altération des épithéliums. Les accumulations de cellules rondes se voient souvent dans des endroits où l'épithélium est sain.

On en était là, lorsque parut le travail de MM. Straus

(1) CHARCOT et GOMBAULT. — Des cirrhoses épithéliales en général. *Progrès médical*, 1878, p. 81.

(2) AUFRECHT. — *Die diffuse Nephritis.* Berlin, 1879, p. 48.

(3) HELFRICH. — *Over die structur Verhonding des Niere by enkelegevaltere nephritis*, Leyde, 1879.

(4) P. Bos. — Ueber diffuse nephritis, *Berlin, Klin Woch.* 1880, page 420.

et Germont (1). Ces auteurs démontrent que les lésions rénales provoquées par la ligature de l'uretère chez le cobaye, lorsqu'on s'entoure de précautions antiseptiques rigoureuses, présentent deux phases successives. Au début, il y a dilatation mécanique des tubes du rein avec aplatissement simple de l'épithélium, dont la portion centrale claire se sépare de la portion basale pour constituer des cylindres hyalins. Le bouquet glomérulaire est refoulé par l'accumulation de liquide dans la capsule, sans qu'il y ait trace d'inflammation. Le tissu conjonctif ne subit aucune altération. Dans une seconde phase d'atrophie ou de collapsus, le tissu conjonctif est tassé mécaniquement, car les tubes ont diminué de longueur et de largeur ; leur calibre est très rétréci, leur membrane propre paraît épaissie et leur épithélium est devenu nucléaire. Quelques glomérules présentent une dilatation kystique avec refoulement du paquet vasculaire ; d'autres sont ratatinés et diminués de volume ; tous ont leur capsule épaissie par l'addition de couches nouvelles. Un fait important ressort de ces expériences : la ligature aseptique de l'uretère ne détermine pas d'inflammation rénale, les lésions épithéliales sont simplement atrophiques ; l'altération conjonctive, toute mécanique, ne dépend pas d'une inflammation interstitielle.

Pendant ce temps des auteurs étudiaient chez l'homme les lésions histologiques. Dans un mémoire important, Garcin (2) décrit, sous le nom de *pyélo-néphrite ascendante*, des altérations analogues à celles signalées par Lancereaux : c'est une lésion interstitielle plus avancée du côté de la pyramide que

---

(1) STRAUS et GERMONT. — Des lésions histologiques du rein chez le cobaye à la suite de la ligature de l'uretère. *Arch. de Phys.* 1882, p. 336.

(2) GARCIN. — Pyélo-néphrite d'origine vésicale ou pyélo-néphrite ascendante. *Arch. gén. de Méd.*, 1879, p. 289.

dans la substance corticale ; les glomérules deviennent scléreux ; les altérations des tubes sont des lésions secon-
daires ; « témoin l'état de leur épithélium généralement
granuleux, faisant rarement défaut et quelquefois encore
bien disposé, contenant à peine quelques granulations
protéiques ».

A peu près en même temps que Garcin, Heydenreich (1)
publie un mémoire dont les conclusions concordent avec
celles du précédent auteur. C'est encore une néphrite
interstitielle diffuse, étendue à tout le rein, débutant par la
pyramide de Malpighi et aboutissant presque toujours à la
suppuration du rein.

Bazy (2) dans sa thèse décrit, en plus de la néphrite suppurée ordinaire, la glomérulo-néphrite suppurée provoquée
dans un rein sclérosé par la congestion subite ; dans ces cas
la lésion suppurative est limitée à la région des glomérules.

Artaud (3), en étudiant les lésions rénales produites par
la compression des uretères dans le cancer de l'utérus,
compare les altérations anatomiques à celles produites chez
les animaux par la ligature de l'uretère : elles en diffèrent
en ce qu'à l'élément mécanique est venu s'ajouter l'inflammation. Il en résulte *une néphrite diffuse à marche rapide*,
caractérisée par la dilatation et l'atrophie graisseuse de
l'épithélium des tubes contournés, par l'infiltration nucléaire
péritubulaire ; puis, dans la suite, par l'organisation
scléreuse du tissu conjonctif néoformé, par l'aplatissement
des tubes et la sclérose glomérulaire.

---

(1) HEYDENREICH. — Lésions rénales consécutives à la rétention d'urine.
Rev. Méd. de l'Est, 1879. Octobre, novembre et décembre.

(2) BAZY. — *Le diagnostic des lésions des reins dans les affections des
voies urinaires*. Thèse, Paris, 1880.

(3) ARTAUD. — De la néph. déterminée par la compression des uretères dans
le cours du cancer de l'utérus. *Revue de Méd.* Novembre 1883.

MM. Cornil et Brault (1) n'étudient pas en particulier les néphrites des urinaires, mais les altérations que cet organe subit à la suite de la compression ou de l'obstruction des uretères. Ils distinguent trois ordres de lésions :

1° *Compression de l'uretère sans retentissement inflammatoire.* Ce type reproduit les lésions expérimentales de la ligature aseptique de l'uretère, il se montre dans les cas de cancer de l'utérus et ne diffère des lésions expérimentales que par la présence de quelques éléments embryonnaires infiltrés de place en place dans le tissu conjonctif ;

2° *Compression de l'uretère accompagnée de phénomènes inflammatoires*, caractérisée au début par la dilatation des tubes et plus tard par la production d'une *néphrite interstitielle disséminée* avec atrophie de l'organe ;

3° *Compression de l'uretère avec suppuration consécutive.* Le tissu conjonctif est irrité par l'urine altérée, et il se produit le long des tubes collecteurs et dans la substance corticale, des abcès qui diffèrent de ceux de la pyohémie, parce qu'ils ne présentent pas la forme en coin de ces derniers.

Après ce travail nous ne trouvons guère de nouvelle étude histologique à signaler. Barette (2), Labadie-Lagrave (3), Morris (4), M. Beck (5), Litten répètent leurs devanciers.

BACTÉRIOLOGIE. — Les théories microbiennes ne trouvaient guère de partisans en pathologie urinaire, malgré les travaux de Klebs, de Lancereaux et de Traube ; la communi-

---

(1) Cornil et Brault. — *Etudes sur la pathologie du rein*, 1884, p. 266.

(2) Barette. — *Des néphrites infectieuses au point de vue chirurgical.* Thèse Agrég. 1886.

(3) Labadie - Lagrave. — *Urologie clinique et maladies des reins*, 1888.

(4) Morris. — *Surg. dis. of the Kidneys*, 1885.

(5) M. Beck. — Art. Surgical Kidneys in *Quain's dictionnary*, 1883.

cation retentissante de Bouchard au congrès de Londres, sur
les néphrites infectieuses médicales, influença peu l'opinion
des chirurgiens, et il a fallu l'étude lentement poursuivie par
des observations différentes, pour forcer les convictions. Si
la clinique s'est avancée d'un grand pas avec les études
de Guyon et de Bazy, la microbiologie des néphrites ascendantes présente aujourd'hui encore de grandes lacunes.

Virchow, acceptant les idées de Klebs, les confirma par
une soigneuse étude de la néphrite canaliculaire parasitaire;
il décrivit des bactéries rayonnant dans le rein et remplissant les canicules.

Nykamp (1) décrit trois cas de pyélite suppurée consécutive à des cystites, et il voit les amas de bactéries dans
le rein avoir pour siège exclusif les canalicules sans pénétrer
dans les vaisseaux.

Aufrecht (2) décrit dans les reins, de gros et nombreux
bacilles, mais dans ce cas (femme morte en couches) les
microbes ne paraissent pas avoir suivi la marche ascendante.

Vient ensuite l'observation de Steven (3) qui ne présente
guère plus de valeur que la précédente, car à un moment
donné, le bassinet avait communiqué avec l'intestin. L'auteur décrit des microcoques dans les tubes urinifères sans
pénétration dans les vaisseaux sanguins.

Cornil et Babès (4), sans décrire d'observation personnelle,
disent que dans la néphrite ascendante suppurée ils ont
trouvé des microcoques qui sont l'agent essentiel de la
suppuration.

---

(1) Nykamp. — *Virchow's Jahresbericht*, 1879, p. 291.
(2) Aufrecht. — *Pathologische Mittheilung*. vol., 1881.
(3) Steven. — *Glasgow Med. Jour.* 1882, n° 1.
(4) Cornil et Babès. — *Les bactéries*, p. 368, 387.

Cornil et Doyen (1) décrivent une néphrite ascendante à microcoques ; malgré les difficultés de coloration on distinguait ces organismes dans les tubes du rein.

Piccini (2) voit aussi des microcoques dans le rein étudié dans un cas de néphrite ascendante, mais les organismes, plus nombreux dans la substance corticale, se trouvent disséminés un peu partout dans les tubes, dans les glomérules et dans le tissu conjonctif.

D'autres auteurs ne trouvent pas de microbes dans les abcès rénaux, comme Charcot (3) et Chambard (4), ni dans la pyélo-néphrite calculeuse, Chauffard (5).

Hallé (6) présente à la Société anatomique, les cultures provenant d'un malade mort d'accidents urineux fébriles. Il isole de l'urine pendant la vie et retrouve à l'autopsie, dans le pus des abcès rénaux, le sang et les divers parenchymes, une bactérie avec laquelle il produit la mort par inoculation dans les séreuses du cobaye.

Il a été « conduit, d'après ce cas, à envisager les accidents urineux graves comme une infection générale d'origine vésicale, due à un micro-organisme spécial cultivé dans l'urine, infection dont l'effet secondaire le plus grave, parfois mortel, est la production des abcès miliaires dans les reins.» La première mention sur l'existence de bâtonnets dans les abcès miliaires des urinaires se trouve dans ce travail.

---

(1) CORNIL et DOYEN. — *Bull. Soc. Anat.*, 1885. Voir aussi CORNIL. *Jour. des Connaissances méd.*, 1885, p. 241.

(2) PICCINI. — Contributto allo studio delle nefrite microttiche. *Il Morgagni*, 1886, p, 209.

(3) CHARCOT. — *Soc. Anat.*, 1886.

(4) CHAMBARD. — *Idem.*

(5) CHAUFFARD. — Etude sur un cas de pyélo-néphrite calculeuse. *Soc Méd. Hôp.* 20 mai 1885.

(6) HALLÉ. — *Soc. Anat.* Octobre 1887.

Dans la discussion qui suit, M. Clado fait remarquer qu'il a toujours trouvé des microcoques dans le pus des abcès rénaux.

En août dernier, dans un travail fait en commun avec M. Hallé (1), nous avons décrit le *bacterium pyogènes*, et son action a été étudiée dans les accidents locaux et généraux des urinaires. Cette bactérie avait été décrite en 1886 par M. Clado (2), sous le nom de *bactérie septique de la vessie*, car il ne l'avait observée que dans les urines des malades atteints de cystite.

L'étude des cultures faites avec les reins de nos malades nous a montré, dans douze observations d'abcès miliaires et dans quatre néphrites diffuses, l'existence de cette bactérie à l'état de pureté; dans deux cas où l'autopsie fut tardive, il existait en même temps des microcoques. Dans un cas de néphrite ascendante, terminé par infection purulente, les reins contenaient le streptococcus pyogenes. En nous basant sur les constatations cadavériques et sur l'expérimentation, nous disions : « Agissant sur le rein, elle (la bac-« térie pyogène) y cause les diverses lésions de la néphrite «. suppurée, soit qu'elle remonte directement du bassinet « dans le tissu rénal (néphrite ascendante), soit qu'apportée « par le sang elle se localise secondairement dans la « substance corticale. » Nous admettions pourtant que dans certains cas, rares du reste, la néphrite suppurée ascendante pouvait être due à des microcoques.

M. Doyen (3), de Reims, a publié ensuite une étude fondée exclusivement sur l'examen des coupes du rein ; il décrit la néphrite canaliculaire confirmant les travaux déjà

---

(1) ALBARRAN et HALLÉ. — Note sur une bactérie pyogène et sur son rôle dans l'infection urinaire. *Acad. de Méd.* Août 1888.

(2) CLADO. — *Etude sur une bactérie septique de la vessie.* Thèse de 1886.

(3) DOYEN. — La néphrite bactérienne ascendante. *Journal des Connaissances méd.*, 1888, p. 266.

cités, mais il trouve à la place des microcoques décrits habituellement un fin bâtonnet qui lui paraît être le proteus de Hausser avec ses trois variétés. Pour lui cet organisme est l'agent de la néphrite infectieuse ascendante.

MM. De Gennes et Hartmann (1) ont vu, dans deux autopsies d'urinaires, que les abcès miliaires des reins contenaient à la fois le bacterium pyogenes et des microcoques.

Nous sommes pauvres en documents expérimentaux relatifs au rôle des micro-organismes dans les néphrites ascendantes.

Zemblinoff (2) démontra l'ascension des microbes de la vessie vers le bassinet. Cet auteur provoquait une forte irritation vésicale, et il injectait dans la vessie du chien des urines en décomposition ammoniacale et des liquides de culture des microbes de l'urine, additionnés de matières colorantes. Ces particules colorées se retrouvaient dans l'uretère et dans le rein, et dix fois sur quinze, il survint une néphrite. Zemblinoff a vu que l'ascension était due à une contraction simultanée de la vessie et des uretères qui faisait refluer l'urine vers le rein.

M. Guiard (3) montre dans deux expériences (Nos II et IV), qu'en introduisant des urines ammoniacales dans la vessie d'un chien, les organismes peuvent remonter jusque dans le bassinet. Cette ascension ne se produit qu'à condition de provoquer une irritation vésicale préalable par l'introduction d'un corps étranger, ou de faire la ligature de la verge pour produire la stagnation de l'urine.

---

(1) DE GENNES et HARTMANN. — *Bull. Soc. Anat.*, déc. 1888.

(2) ZEMBLINOFF. — Thèse de Saint-Pétersbourg, 1883, analysée in *Revue de Hayem*, 1884, vol. XXIV, p. 589.

(3) GUIARD. — *Etude clinique et exp. sur la transf. ammoniacale des urines.* Thèse de Paris, 1883, p. 209.

Dans ces deux expériences et dans une autre avec injection d'urine ammoniacale dans un uretère, la présence de microbes dans les bassinets n'a eu aucune influence sur les reins, qui présentaient leurs caractères normaux.

L'auteur n'admet pas l'influence des micro-organismes dans la production des néphrites.

MM. Lépine et Roux (1) ont rigoureusement démontré l'ascension microbienne urétérale.

En injectant dans l'uretère du cobaye une minime quantité de micrococcus ureæ, ils ont vu les microcoques pénétrer dans les cellules épithéliales du rein, et ils ont reproduit des cultures pures du même organisme par l'ensemencement d'un fragment du rein.

M. Barette (2) cite une expérience personnelle de ligature de l'urètre après injection dans la vessie, d'urine très ammoniacale. Onze jours après, le lapin est sacrifié et on constate la présence des organismes dans le bassinet.

« Dans la lumière des tubes rénaux nous ne trouvons
« point de micro-organismes, sauf dans quelques-uns, tout
« près du sommet des pyramides, où l'on voit quelques mono
« et diplococci ainsi que plusieurs bacilles. »

Je crois avoir été le premier à injecter dans l'uretère, des cultures pures de micro-organismes. Les premiers résultats de ces recherches (quatre expériences) ont été consignés dans la note déjà citée, présentée par M. Hallé et par moi à l'Académie de médecine.

Par l'injection urétérale de la culture sur bouillon du bacterium pyogenes, j'avais obtenu la pyonéphrose et la néphrite suppurée. Par les méthodes de culture, la bactérie

(1) Sur la cystite et la néphrite produite chez l'animal sain par l'injection dans l'uretère, du micrococcus ureæ. *Comptes rendus de l'Académie des Sciences.* Août 1885.

(2) Barette. — *Loc. cit.*, p. 217.

injectée se retrouvait à l'état de pureté dans le bassinet et
dans les reins.

Nous diviserons les néphrites des urinaires en néphrites
non infectieuses et néphrites infectieuses. Dans.les premières
la dilatation et l'atrophie consécutive des tubes urinifères
domine la scène; l'irritation très atténuée produite par
l'urine retenue dans les canalicules, aboutit à la transformation du rein en une poche conjonctive, contenant quelques
débris des éléments normaux.

Les néphrites infectieuses présentent des variétés que
nous étudierons plus loin.

[illegible]

[illegible] [illegible] [illegible]
[illegible] [illegible] [illegible] [illegible]
[illegible] [illegible] [illegible] [illegible]
[illegible] [illegible] [illegible] [illegible]
[illegible] [illegible] [illegible]

[illegible]
[illegible] [illegible] [illegible] [illegible]

[illegible]

NÉPHRITES NON INFECTIEUSES

I. — Néphrites non infectieuses chez l'homme

Nous ne trouvons dans les auteurs aucune indication précise se rapportant à cette variété de lésions rénales. Seule une observation de compression de l'uretère par un cancer de l'utérus, publiée par MM. Cornil et Brault, présente des analogies.

Ces néphrites méritent bien la qualification de néphrites ascendantes, car elles reconnaissent pour cause un obstacle au cours de l'urine. Presque toujours l'obstacle, qu'il siège dans l'uretère, la vessie, la prostate ou l'urètre, rendra difficile le libre écoulement des urines. Ce sont les cas ordinaires et la lésion rénale est double. Plus rarement un uretère est complètement oblitéré ; la vie ne serait pas possible si la lésion était bilatérale.

Un urinaire quelconque, à condition d'être aseptique, peut présenter une néphrite non infectieuse. La réplétion vésicale, tout en ne forçant pas l'embouchure des uretères, cas le plus ordinaire, empêche l'arrivée de l'urine rénale : il s'ensuit la dilatation des voies excrétoires supérieures et la dilatation des tubes urinifères. Un jour viendra où les micro-organismes contenus dans l'urètre, ou ceux qui sont apportés par les instruments, trouveront dans cette stase un milieu de culture approprié à leurs aptitudes vitales. C'est qu'en effet, dans cette vessie mal vidée, il se passe des modifications importantes : la vitalité des parois de l'organe est modifiée, l'urine elle-même contient des déchets organiques, mucus, cellules épithéliales desquamées, cylindres rénaux, qui en modifient la composition normale.

Ces deux périodes aseptique et septique sont presque fatales chez les vieux urinaires : elles répondent en clinique aux périodes de polyurie limpide et de polyurie trouble établies par MM. Guyon et Bazy ; mais il ne suffit pas de constater la limpidité des urines pour qualifier la lésion ascendante d'aseptique. Il faut en outre faire l'examen bactériologique en s'entourant des précautions nécessaires. C'est ainsi que sur un nombre très considérable d'urines recueillies chez nos malades, nous n'avons constaté que deux fois l'absence complète de micro-organismes.

Ces malades ne souffrent pas de leurs lésions rénales et ils ne viennent consulter que pour des accidents surajoutés qui empêchent l'observation rigoureuse. Il nous est impossible aujourd'hui d'établir la symptomatologie des malades présentant la simple dilatation aseptique.

Dans une autre série de faits il y a interruption absolue dans l'écoulement de l'urine : *un uretère se trouve oblitéré.*

Chez les malades dits urinaires les oblitérations complètement aseptiques sont très rares. Nous en avons observé deux cas chez des malades atteints de néoplasmes de la vessie, oblitérant dès le début l'embouchure d'un uretère ; on pourrait encore voir des lésions semblables lors de calculs rénaux primitifs engagés dans l'uretère, ou bien dans les cas d'hydronéphrose aiguë par coudure d'un uretère sain.

Il faut, pour que la lésion soit déclarée aseptique, l'absence, dûment constatée, de microbes dans le liquide contenu au-dessus du point oblitéré et dans le parenchyme du rein. Il faut encore que rien n'indique que des microbes, détruits au moment de l'examen, ont existé autrefois. Ces conditions sont loin d'être remplies par la très grande majorité des hydronéphroses observées. Nous venons d'étudier un malade très instructif à cet égard. A la suite d'une oblitération de l'uretère droit, due très probablement à un calcul engagé, on constatait une grosse tumeur rénale fluctuante; M. Guyon pratique, le 26 janvier 1889, la néphrotomie, et il s'écoule une très grande quantité de liquide clair, recueilli au moment de l'incision; je trouve dans les lamelles colorées quelques globules de pus sans pouvoir distinguer de micro-organismes, et les cultures faites avec le liquide restent stériles. Il ne s'agit pourtant pas d'une oblitération aseptique vraie, car les leucocytes témoignent de l'existence passée de microbes pyogènes.

En clinique, la forme oblitérante aseptique présente le cadre symptomatique de l'hydronéphrose; on pourra la diagnostiquer au début lorsque le rein est gros; mais plus tard, lorsque ce rein ratatiné présente le volume d'une mandarine ou même moins, c'est à peine si la lésion pourra être soupçonnée. En tout cas, on ne pourra jamais dire, à moins de pratiquer une ponction, si l'urine retenue contient ou non des microbes.

Dans les deux cas que nous avons étudiés, le rein était réduit à un petit volume (poids de 38 et 40 grammes), tandis que le rein du côté opposé présentait les lésions ordinaires de la néphrite suppurée sur un rein anciennement sclérosé. L'étude soigneuse de nos malades n'avait pas pu faire supposer, pendant la vie, la suppression fonctionnelle d'un rein.

ANATOMIE PATHOLOGIQUE. — Chez l'homme nous n'avons pu étudier que les lésions produites par l'oblitération complète des uretères et cela dans une période avancée de leur évolution. Mais les lésions observées dans ces cas se superposent si bien à celles produites expérimentalement par la ligature aseptique, qu'on peut, qu'on doit conclure, pour ce qui n'a pas été vu sur l'homme, en se fondant sur ce que l'expérimentation démontre.

Au début, ces reins sont gros par augmentation du volume du parenchyme, en dehors de la dilatation du bassinet. Cette augmentation de volume est due à l'œdème, comme MM. Cornil et Brault l'ont vu dans le cas déjà cité. Plus tard, la pâleur initiale du rein augmente, il devient globuleux et la capsule s'amincit. Le bassinet et les calices dilatés, à parois amincies, forment des poches au fond desquelles on trouve les papilles de plus en plus effacées ; à la coupe, le rein, de couleur rosée, devient un peu plus ferme. Plus tard encore, le rein diminue de volume, nous l'avons vu descendre au poids de trente-huit grammes, et il paraît même moins gros que le bassinet rempli de liquide. La capsule est mince ou doublée d'un peu de graisse toujours facile à détacher du rein. La surface de l'organe est lisse, de couleur rosée, on peut y voir un ou deux petits kystes transparents.

A la coupe, le tissu rénal est assez ferme et se trouve réduit à une épaisseur variable suivant les points, mais toujours moindre vers la partie médiane (3 millimètres, Observation I). On distingue assez bien les deux substances et on constate que la substance corticale se prolonge en languettes amincies bien au delà de la pointe émoussée des pyramides. Celles-ci présentent une hauteur diminuée de la moitié ou des deux tiers et cela proportionnellement au volume du rein ; leur pointe est remplacée par une dépression ; l'area eribora qu'on aperçoit au fond des calices est irrégulier.

L'uretère, le bassinet et les calices sont largement dilatés par le liquide qu'on aperçoit par transparence à travers leurs parois amincies. Leur surface interne est lisse, brillante et polie.

Le liquide contenu est de réaction acide et de couleur très claire. Il contient une petite quantité d'urée, un peu d'albumine et ne présente pas d'éléments cellulaires.

L'étude histologique des reins des animaux en expérience montre qu'il s'agit, dans un premier stade, d'une dilatation commençant par les glomérules, dont le paquet vasculaire est refoulé, pour gagner ensuite tous les canaux du rein ; les épithéliums s'atrophient, s'aplatissent et prennent la forme cubique indifférente, tandis que le tissu conjonctif, infiltré de liquides, ne subit aucune autre modification.

Dans une deuxième phase, que nous décrivons d'après nos malades, on voit que tous les éléments du rein sont tassés, rapprochés les uns des autres. Dans la *substance corticale*, on voit quelques glomérules dilatés par un liquide clair ou d'apparence muqueuse, le paquet vasculaire est refoulé. D'autres corpuscules de Malpighi sont plus petits qu'à l'état normal, leur capsule, un peu épaissie et feuilletée, s'applique étroitement contre le bouquet vasculaire, riche en noyaux interstitiels, et on distingue bien l'endothélium capsulaire. Plus tard, le paquet vasculaire n'est plus visible, les cellules conjonctives interstitielles deviennent fusiformes, l'endothélium capsulaire subit des modifications analogues, et peu à peu le glomérule dans son ensemble disparaît, confondu dans le tissu conjonctif qui l'entoure. On ne voit pas ici, comme dans l'oblitération septique, des blocs fibreux représentant les glomérules. Les *tubes droits* des pyramides de Ferrein sont conservés en partie, mais largement dilatés ; leur épithélium est aplati, nucléaire ou cubique, leur paroi légèrement épaissie. Dans le labyrinthe, on ne voit plus que de rares *tubes contournés*, variables d'aspect. Les uns rétrécis, à paroi épaissie, présentent dans leur intérieur quelques cellules épithéliales nucléaires ; d'autres, dilatés, contiennent des cylindres hyalins ; beaucoup sont remplis d'épithélium nucléaire, leur paroi n'est plus bien nette. S'il se trouve plusieurs de ces tubes accolés, on peut croire à une infiltration embryonnaire, et MM. Straus et Germont nous ont enseigné à éviter cette erreur. Pourtant, nous voyons dans le *tissu conjonctif* lui-même, des éléments cellulaires plus nombreux qu'à l'état normal ; ils doivent contribuer à la formation de ce tissu conjonctif adulte qu'on distingue plus loin dans des portions à évolution plus avancée.

Dans la *substance médullaire* la plupart des tubes ne se distinguent plus, dans le tissu conjonctif, que par la traînée sans lumière, formée par leurs cellules épithéliales devenues nucléaires. Quelques tubes collecteurs dilatés sont revêtus d'épithélium aplati.

Le tissu conjonctif est d'autant plus dense qu'on se rapproche davantage du sommet de la pyramide. Les vaisseaux de la voûte suspyramidale sont atteints d'endartérite et de périartérite.

Il fallait nous assurer que les reins ainsi étudiés chez l'homme étaient bien des reins aseptiques. Nous avons coloré des lamelles avec le liquide du bassinet, nous avons fait des cultures variées avec ce même liquide et avec le parenchyme du rein, et nous avons constaté l'absence complète de micro-organismes.

L'étude des coupes colorées par différents procédés est venue encore confirmer la parfaite asepsie des reins ainsi altérés.

Il nous fallait encore répéter nous-même les expériences de Straus et Germont, pour, en ayant les pièces sous les yeux, mieux pouvoir comparer les lésions humaines et les lésions expérimentales.

II. — Néphrites expérimentales par dilatation aseptique|

Voulant simplement établir une comparaison avec les lésions de la période atrophique observées chez l'homme, j'ai laissé vivre mes animaux jusqu'à trois mois et demi environ.

On trouvera ces documents expérimentaux détaillés à la fin de ce travail. Il me suffira de dire ici que la ligature de l'uretère gauche a été pratiquée d'une façon absolument aseptique, et que les cultures et les coupes colorées des reins en expérience ont montré l'absence complète de microbes.

Macroscopiquement, le rein, dilaté dans une première période, diminué ensuite de volume, présente à ce moment tous les caractères signalés chez nos malades : capsule mince facile à détacher, surface du rein lisse et rosée, diminution de la substance corticale, effacement des pyramides.

L'uretère, le bassinet et les calices sont distendus, à parois minces, transparentes, à surface interne lisse et polie.

Au microscope, les lésions sont bien celles décrites par MM. Straus et Germont chez le cobaye. Nous constatons pourtant, comme chez les malades, une certaine activité, très modérée il est vrai, dans le tissu conjonctif, et si nous devions en juger d'après ces expériences trop peu nombreuses, nous dirions volontiers qu'il ne s'agit pas que d'un simple processus de tassement du tissu conjonctif, et qu'à côté il existe un certain degré de sclérose. Les auteurs cités avaient déjà constaté l'épaississement de la capsule du glomérule et l'endartérite et la périartérite des artérioles.

Une autre différence, qui s'explique par la longue survie de mes animaux, consiste en ce qu'un grand nombre de glomérules subissent l'atrophie totale ; dans ces expériences il n'existait que quelques glomérules dilatés, tandis que dans celles de MM. Straus et Germont la plupart étaient kystiques.

Il est un point intéressant non étudié dans ce beau mémoire tant de fois cité. Quel est le processus de destruction ultime des glomérules ?

Nous avons vu chez le lapin des lésions absolument analogues à celles décrites chez l'homme : à un moment donné, la capsule se confond avec le tissu conjonctif qui existe à la place des tubes contournés disparus; ses cellules endothéliales rajeunies se confondent avec les cellules interstitielles du bouquet vasculaire, et enfin tous ces éléments deviennent fusiformes et se convertissent en cellules fixes du tissu conjonctif.

Nous verrons plus loin que dans la sclérose rénale vraie par oblitération septique, les glomérules sont conservés pendant un temps bien plus long et qu'ils sont transformés en véritables boules fibreuses.

Quant aux lésions des tubes droits et contournés, elles sont semblables en tous points à ce qui a été vu par MM. Straus et Germont et décrit plus haut chez l'homme : persistance de rares cylindres hyalins, aplatissement et transformation nucléaire de l'épithélium, disparition des canalicules.

Dans les résultats d'ensemble, nos expériences confirment celles des auteurs cités; elles diffèrent en ce que la sclérose lente, non inflammatoire, joue un certain rôle. Peut-être le lapin, sujet de nos études, réagit-il un peu différemment du cobaye; peut-être encore quelques germes ont-ils été introduits et, détruits plus tard, ils n'existaient plus au moment où les cultures ont été faites. Mais alors même qu'il en serait ainsi, il est intéressant de constater chez l'animal des lésions exactement superposables à celles de nos malades. L'aspect macroscopique est semblable ; les lésions histologiques sont les mêmes ; l'absence de bactéries dans les reins est constatée également.

Nous le répétons, cette sclérose atténuée, qui diffère de la sclérose ordinaire par l'absence d'infiltration embryonnaire, est le fait d'un irritant atténué : l'urine aseptique.

B. — NÉPHRITES INFECTIEUSES

Les néphrites infectieuses des urinaires sont produites par les microbes contenus dans l'urine altérée.

L'urine peut être infectée par des moyens différents,mais il faut toujours, pour que les organismes y pullulent, pour que les réservoirs et les reins soient atteints, le concours simultané de deux ordres de circonstances : d'un côté l'apport du germe extérieur et, d'un autre côté, l'appropriation à ses conditions vitales du milieu dans lequel il doit évoluer. En cela les voies urinaires se comportent comme tous les autres organes. Car, comme M. Bouchard l'a si bien dit, ce qui rend possible le développement de la maladie infectieuse,ce n'est pas la rencontre fortuite d'un homme et d'un microbe.

Il ne suffit pas en effet d'introduire des micro-organismes dans la vessie pour produire des lésions ; la clinique nous l'enseigne et l'expérimentation nous le démontre. Nombreux sont les malades qui, sondés avec des instruments septiques, ne présentent aucun accident consécutif, et nous connaissons tous la rareté de l'infection urinaire chez la femme, malgré la voie facile que l'urètre présente aux nombreux microbes pathogènes vivant dans le vagin et dans la vulve. L'expérimentation nous montre que l'introduction simple de bactéries pathogènes dans la vessie est inoffensive. Il faut donc une appropriation spéciale du milieu. Les conditions qui l'amènent sont variables, mais elles agissent, soit en produisant la stagnation de l'urine, soit en altérant la constitution normale de la vessie, et, souvent, ces deux ordres de causes agissent simultanément.

Les prostatiques, les rétrécis, dont la vessie paresseuse ou impuissante se vide mal, appartiennent au premier type, et l'on sait combien la moindre imprudence dans le cathétérisme détermine chez eux l'infection de l'urine : nous avons vu des prostatiques, aux urines claires, aseptiques, présenter, à la suite de cathétérismes peu soigneux, des urines chargées de microbes.

Dans d'autres cas, avons-nous dit, la vessie présentera une altération préalable dont la nature peut varier de la congestion simple au traumatisme sanglant ; souvent le rôle protecteur de l'épithélium est amoindri ; exemple les calculeux, dont la vessie est blessée par les calculs et les néoplasiques vésicaux. Chez la femme, cet ordre de causes est tout puissant ; chez elle il n'existe pas d'obstacle mécanique à la sortie de l'urine, mais l'acte de la parturition expose à des traumatismes et la brièveté de l'urètre facilite la pénétration directe des germes. La cystite des accouchées doit s'expliquer ainsi, Bumm (1) ayant montré expérimentalement le rôle prépondérant de la contusion vésicale dans le développement de la cystite à la suite de l'introduction de microbes dans la vessie. Resterait à démontrer que ce sont bien les organismes du vagin qui pénètrent dans la vessie.

Pour cela je me suis adressé à un organisme facile à reconnaître, au bacterium pyogenes, et d'un ensemble d'observations inédites, il résulte que cet organisme peut se rencontrer dans le vagin de la femme, sans qu'il existe de maladies des voies urinaires, et qu'il se trouvait dans les portions profondes de ce conduit chez des malades dont les urines

(1) Bumm. — Zur Etiologie der puerperalen Cystitis, *Verhandlungen der Dentsch. Gesell. f. Gynäcologie*, 1886, p. 102.

de la vessie et même du bassinet, dans un cas (voir Obs. XXV), contenaient la bactérie à l'état de pureté.

L'urine infectée contient souvent des micro-organismes variés, coques et bactéries diverses; dans d'autres cas, qui sont loin d'être rares (quinze fois sur trente-cinq examens), elles peuvent contenir à l'état de pureté le bacterium pyogenes. Beaucoup plus rarement nous avons vu des urines présenter une culture presque pure de staphylococcus aureus en remarquable abondance.

En partant de l'urine comme milieu de culture, l'infection rénale peut se faire par deux voies différentes : la première, voie ascendante ou urétérale, est bien établie aujourd'hui ; la seconde, encore hypothétique. et que nous essaierons de démontrer, est la voie descendante ou circulatoire.

Dans la néphrite infectieuse ascendante pure, la lésion rénale domine le cadre symptomatique, et l'insuffisance excrétoire de l'organe conduit à la mort.

Dans la néphrite descendante, l'infection générale précède l'infection rénale, celle-ci n'est plus qu'une manifestation locale de l'intoxication de l'organisme. On pourra voir alors de ces cas à marche foudroyante sans manifestations rénales, les lésions anatomiques n'ayant pas eu le temps de se produire, ou l'intoxication moins brusque déterminer des néphrites diffuses dont on peut établir quatre variétés anatomiques : congestive avec hémorragies ; à lésions épithéliales dégénératives; à phénomènes de diapédèse dominante; à lésions suppuratives.

Il n'est pas rare que ces deux variétés de néphrites se trouvent combinées, et tel malade, dont les reins presque détruits avaient jusque-là fonctionné, mourra parce que l'équilibre instable de la fonction rénale est détruit par une lésion descendante ultime.

Les néphrites infectieuses ascendantes ou descendantes

des urinaires prennent leur source dans les germes de
l'urine. Le plus souvent, presque toujours, une bactérie
particulière, le bacterium pyogenes, en sera la cause; c'est
ce que nous croyons avoir démontré avec M. Hallé, et nous
avions déjà vu la possibilité de l'infection urinaire par le
streptocoque. Mais il y a plus ; dans certains cas les lésions
rénales ascendantes ou descendantes sont produites par
l'action combinée de deux variétés de germes, agissant à la
fois et évoluant côte à côte dans le parenchyme du rein.
C'est encore à la bactérie pyogène que revient ici le principal rôle, car dans tous les cas, appartenant à cette variété,
que j'ai pu étudier, un des organismes associés était le
bactérium. Ces néphrites me paraissent mériter le nom
de néphrites par *infection combinée*, par opposition aux
néphrites par *infection simple*, dans lesquelles un seul
microbe est l'agent de la maladie.

C'est en m'appuyant sur ces considérations générales,
déduites de l'étude des malades et des expériences, que je
diviserai comme il suit les néphrites infectieuses :

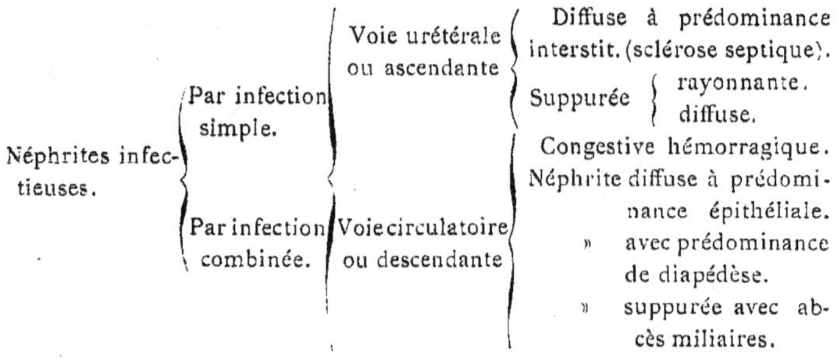

Nous étudierons d'abord, dans un chapitre d'ensemble,
les organismes qui produisent les néphrites infectieuses
des urinaires et leur rôle respectif dans les différentes variétés; nous démontrerons expérimentalement le mode de
leur action dans les différents types d'infections. Viendra

ensuite l'étude des lésions anatomiques variables déterminées chez l'homme par ces organismes, suivant qu'ils montent par l'uretère ou qu'ils arrivent dans le rein par la voie
circulatoire. Chaque variété sera étudiée séparément sous le
double point de vue de l'anatomie pathologique et de l'observation clinique.

1° *Organismes produisant les néphrites infectieuses des
urinaires* (1)

Klebs, Virchow, Cornil, Doyen, Stevens, Piccini et
d'autres auteurs (2) ont décrit des néphrites ascendantes
produites par des microcoques ; ces organismes ont été vus
par ces auteurs dans les coupes du rein. Étudiant en détail
ces observations, on remarque des lacunes regrettables ; c'est
ainsi que nous ne voyons jamais indiquée l'étude des cultures
des organismes trouvés dans le rein, et que souvent on né-
glige de dire le moment de l'autopsie. Or, une étude bactériologique fondée exclusivement sur l'examen des coupes colorées, est forcément incomplète. Nombre de microbes ne se
colorent pas par les procédés usuels ; quelques-uns qui habitent volontiers dans le rein, et en particulier le bacterium
pyogenes dont le rôle est si important, ne sont visibles que
par des procédés spéciaux : forcément un certain nombre
de microbes ont dû passer inaperçus pour tous ces auteurs.

D'un autre côté, dans une autopsie tardive, il pourrait
s'agir d'une infection *post mortem,* déterminée par les nombreux microbes qui habitent dans le bassinet.

Enfin et surtout, il est impossible en bactériologie d'affirmer la pureté d'un micro-organisme sans l'application
rigoureuse des procédés de culture. Si donc les néphrites
ascendantes à microcoques paraissent établies par les observations citées, on ne saurait dire si ces organismes exis-

1) Je laisse de coté l'étude de la tuberculose et de la blennorrhagie.
2) Voir Historique.

taient seuls ou si d'autres microbes se trouvaient simultanément dans les reins. Quant à la nature de ces microcoques, les auteurs n'indiquent qu'un caractère morphologique banal, leur forme arrondie, et un caractère pathogène, la suppuration qui est commune à plusieurs variétés de microcoques.

Dans les cas de néphrites infectieuses des urinaires que nous avons étudiés, nous avons toujours trouvé dans les reins, sauf dans deux cas, le bacterium pyogenes seul ou associé à d'autres organismes (1).

Le bacterium pyogenes est donc la cause presque constante des néphrites infectieuses des urinaires.

(1) La bactérie pyogène étant encore peu connue, je crois utile d'en donner ici une étude sommaire, tirée de la note présentée par M. Hallé et par moi à l'Académie de médecine.

Avant nous, M. Clado, en 1886, avait découvert ce bacille, qu'il nomma *bactérie septique de la vessie*, dans les urines des malades atteints de cystite, et il étudia ses caractères de culture et son action infectieuse générale sur les animaux. Cet auteur se borne à cette étude bactériologique d'un microbe qu'il trouve parmi d'autres dans les urines, sans indiquer sa fréquence. Il ne mentionne pas sa présence dans les différentes lésions de l'appareil urinaire.

M. Clado attribue l'infection urinaire à d'autres organismes, car il a trouvé deux fois des bacilles liquéfiants par la piqûre de la rate.

Le bacterium pyogenes est un bacille, long en moyenne de 4 à 6 μ large de 2 μ. C'est sous cette forme que le microbe est rencontré dans les tissus et dans l'urine; il n'est pourtant pas rare de le voir acquérir, dans ce dernier liquide, des dimensions plus considérables et, dans certains abcès, quelques individus prennent une forme plus courte. Dans les cultures on obtient des formes courtes lorsque le milieu est acide.

Cette bactérie *cultive* facilement dans les différents milieux usuels : gélatine, agar, pomme de terre, bouillon, etc. Sur l'*urine*, elle se développe avec rapidité à la température de 30 à 35°, le liquide devient trouble en vingt-quatre heures et sa réaction légèrement alcaline. Dans la gélatine, l'ensemencement par piqûre est visible dès le lendemain, à la température de 15 à 20°, et dès le troisième jour on voit une traînée blanche le long de la piqûre, avec une tête en forme de clou à la surface. Si l'inoculation est peu abondante, il se développe des colonies lenticulaires séparées.

Étalée sur les lamelles, la bactérie se colore très facilement par les couleurs d'aniline, mais sur les coupes des tissus elle n'est visible par aucun

Nous avions déjà vu avec Hallé que sur dix-sept autopsies de néphrites infectieuses, quatorze fois cette bactérie existait à l'état de pureté dans les abcès rénaux et dans les parenchymes examinés.

des procédés usuels de coloration. On réussit à colorer admirablement ce microbe avec la méthode de Weigert, à condition que les pièces aient séjourné pendant quelques jours dans le liquide de Müller. On a ainsi l'avantage d'avoir en même temps une belle coloration de la bactérie et une fixation parfaite des éléments du tissu. On colore encore fort bien la bactérie en substituant le violet acide au violet alcalin ordinaire du procédé de Weigert, mais dans ce cas il faut ne pas faire de double coloration au carmin.

Inoculée aux animaux, la culture du bacille détermine, suivant sa virulence, le point d'inoculation, et l'animal employé, des lésions variables depuis le simple abcès jusqu'à l'infection générale mortelle ; cette dernière peut être rapide ou à évolution lente cachectique. Cette bactérie est *pyogène ;* chez l'animal elle détermine des abcès à pus caséeux. La *virulence* du micro-organisme est exaltée par son passage à travers l'organisme de la souris, animal le plus sensible à son action infectieuse générale.

Chez l'homme, le bacterium pyogenes joue un rôle pyogène et infectieux général. Je crois l'avoir démontré (*Académie de Médecine.* Août 1888, p. 14) en le voyant seul, à l'exclusion de tout autre organisme, dans des lésions aussi différentes qu'une pleurésie, une fièvre puerpérale et un phlegmon du ligament large. Il est la cause la plus fréquente de l'infection urinaire.

On le trouve presque constamment dans les urines de la vessie et du bassinet des malades dits urinaires, souvent il s'y trouve à l'état de pureté, et plus communément associé à des bacilles et des microcoques variés.

Cet organisme est la cause d'un grand nombre de *cystites.* Il peut déterminer, seul ou associé à des microcoques, des *abcès urineux* péri-urétraux et *péri-néphrétiques.*

L'infection urineuse aiguë ou les cas d'infection à marche plus lente doivent lui être attribués, car dans le sang recueilli quelques heures après la mort nous l'avons trouvé deux fois sur deux cas dans l'infection suraiguë.

En outre, tout dernièrement je l'ai cultivé en ensemençant le sang recueilli par la piqûre du doigt chez un malade seize heures *avant la mort* (Observ. XIX), et M. Hartmann (*Soc. Anat.* Déc. 1888) a pu le voir en cultivant le sang pris au début d'un frisson.

Dans l'infection chronique ou subaiguë nous l'avons trouvé pur cinq fois sur huit examens. Comme il était à prévoir, ce microbe a été retrouvé dans le foie et dans la rate des malades infectés.

Toutes les constatations ont été faites au moyen des cultures et des coupes colorées.

Deux fois la présence des microcoques fut constatée simultanément, mais dans ces cas l'autopsie avait été tardive (1), enfin une fois il s'agissait d'une infection par le streptococcus pyogenes.

Aujourd'hui, sur vingt-cinq observations de néphrites infectieuses étudiées bactériologiquement et relatées dans ce mémoire, la bactérie pyogène a été constatée à l'état de pureté quinze fois dans les reins.

Sur les dix autres observations, huit présentent une association du bacterium pyogenes avec d'autres microbes et une fois avec le streptocoque.

Dans deux observations nous voyons le streptocoque à l'état de pureté.

Il existe donc chez l'homme des infections rénales simples produites par un seul microbe, et des infections combinées, résultat de l'association de deux organismes.

De ces chiffres il ressort avec la dernière évidence, que la bactérie pyogène joue un rôle prépondérant dans la production des néphrites des urinaires (2).

Analysons ces observations dans les deux variétés d'infection simple et combinée.

2° Infection simple

Dans ces observations, qui sont au nombre de dix-sept, on trouve quinze fois le bacterium pyogenes et deux fois le streptococcus pyogenes.

Parmi les néphrites bacillaires, les exemples d'ascension

---

(1) Une de ces autopsies est trop tardive pour entrer en ligne de compte, l'autopsie a été faite quarante heures après la mort.

(2) En ce qui regarde le rôle de la bactérie pyogène dans les néphrites, le nombre d'observations plus considérable contenues dans ce mémoire confirme les conclusions de notre travail avec Hallé. J'ajoute personnellement l'étude des infections combinées, et le chapitre des néphrites expérimentales.

microbienne pure sont rares ; presque toujours il s'agit à la fois d'une ascension locale, la bactérie pénétrant dans les canalicules du rein, et simultanément d'une infection du même rein ou du rein opposé, consécutive à la pénétration des bacilles dans le sang et à leur élimination par les reins. Cela est nettement démontré par la localisation des lésions à la fois rayonnante, médullaire et embolique, dans la substance corticale (Obs. IX). Dans d'autres cas il s'agit de néphrites descendantes pures ; le microbe a pénétré dans le sang et s'élimine par les reins (Obs. II et IV), en déterminant une néphrite à manifestations variables.

Dans deux observations, la néphrite par infection simple était due au streptococcus pyogenes. Dans le premier cas il s'agit de la variété descendante pure. C'était un malade qui, à la suite de la dilatation brusque de l'urètre, avait eu une prostatite suppurée suivie de phlébite périprostatique ; l'infection purulente survint accompagnée de ses symptômes habituels, et à l'autopsie, le streptococcus pyogenes fut trouvé dans les organes y compris le rein. La lésion rénale était accompagnée de lésions comparables des autres viscères, et produites par des streptocoques visibles dans les vaisseaux ; elle consistait en une néphrite diffuse à prédominance épithéliale (Obs. XVII). On le voit, si la porte d'entrée a été dans ce cas l'urètre, l'infection est semblable à une infection chirurgicale ordinaire ; mais il reste établi que certaines néphrites descendantes infectieuses, survenant chez les urinaires, peuvent être dues au streptococcus pyogenes.

Le rôle du streptococcus est confirmé par l'observation d'un autre urinaire, mort le 7 octobre d'infection rénale ascendante et d'infection générale produite par cet organisme. Ce cas est cité dans le courant du mémoire et on trouvera les détails dans l'observation XXIII, p. 170.

3° *Infections combinées* (1)

Dans les huit cas de néphrite par infection combinée que j'ai pu étudier chez l'homme, un des organismes associés était la *bactérie pyogène ;* avec elle il existait :

4 fois des microcoques. Obs. XII, XVI, XXI, XXII.

3 fois un bacille. Obs. I, XIII, XIV.

1 fois le streptocoque. Obs. XIX.

Les néphrites ainsi produites peuvent présenter les mêmes variétés que celles qui ont été précédemment analysées ; c'est ainsi que la lésion rénale peut être due à la *simple ascension* des micro-organismes. L'observation I, page 111, en est un bel exemple. Ce malade avait un cancer de la vessie oblitérant un uretère, tandis que le rein du côté opposé présentait les lésions de la néphrite diffuse suppurée; la cachexie amena la mort.

L'autopsie fut pratiquée en hiver, trente heures après la mort, et, tandis que le sang et le rein aseptiquement oblitérés ne contenaient pas d'organismes, on en trouvait, par la culture, deux variétés dans le rein suppuré. La première, bien connue, est le bacterium pyogenes; la seconde, que je n'ai pas déterminée, était un bacille court, bien plus grêle que le précédent, et différant en outre par deux caractères essentiels : 1° ce bacille est colorable dans les coupes par la méthode de Weigert sans le passage préalable dans le liquide de Müller; 2° sa culture liquéfie la gélatine.

Mais l'infection combinée peut être descendante ou mixte, à la fois ascendante et descendante ; les observations de cette catégorie sont les plus communes dans ce groupe d'infections. Dans ces cas, l'étude des cultures sur plaques montre les colonies isolées des différents microbes, et dans

---

(1) Toutes ces autopsies ont été pratiquées, sauf une, dans un délai variant de une heure et demie à dix-huit heures après la mort.

les simples inoculations par piqûre, on verra d'ordinaire un début de culture, qui paraît pure, du bacterium pyogenes, puis, vers le troisième jour, la liquéfaction commence. Cela se comprend bien, étant donné la grande rapidité du développement du bacterium sur la gélatine. Il est bon d'être prévenu d'une erreur que nous avions naguère commise. Parfois, sur deux tubes ensemencés avec des points différents du même rein, on obtient une culture liquéfiante et une autre non liquéfiante. Nous avions pensé à une contamination accidentelle de la culture. Or, en étudiant les néphrites expérimentales, j'ai vu des colonies isolées de microbes différents séparées par de larges étendues de tissu sain, et j'ai fait une constatation semblable dans les reins de l'homme (Obs. XIII). Ce fait explique la possibilité de l'ensemencement isolé des deux variétés d'organismes. Nous démontrons dans ce travail que la néphrite combinée ascendante de l'homme peut être produite par deux bacilles, l'un liquéfiant, l'autre non liquéfiant. Peut-être pourrait-on expliquer ainsi l'assimilation, faite par Doyen, de la bactérie de la néphrite ascendante à un proteus de Hauser.

Nous établirons plus loin que les néphrites des urinaires peuvent exister avec ou sans infection générale de l'organisme. Il y a à cet égard une importante remarque à faire. L'infection rénale et l'infection générale peuvent appartenir à un même type; c'est-à-dire que, si la première est causée par deux organismes, la seconde est due elle aussi à leur action combinée (Obs. XIX, expér. XIX) ; mais il peut se faire que la lésion rénale ascendante étant mixte, déterminée par deux microbes, on n'en retrouve plus qu'un seul dans le sang. Dans ces cas, l'infection rénale est mixte, tandis que l'infection générale est simple (Obs. XXI).

Il serait intéressant de déterminer, dans les observations, ce qui revient à chacun des organismes associés, dans la

production des lésions anatomiques. D'après les faits, dans
la plupart des cas, le bacterium pyogenes joue le principal
rôle, mais parfois l'autre organisme se trouve en bien plus
grande abondance (Obs. XIII). D'un autre côté, les travaux
de Roger (1) nous montrent combien l'action pathogène
d'un organisme peut être modifiée par son association à un
autre microbe. Nos recherches à ce sujet sont encore trop
incomplètes pour trouver leur place dans ce travail.

(1) *Soc. de Biologie,* janvier 1882.

I. — Néphrites infectieuses expérimentales

Je me suis attaché à reproduire expérimentalement les diverses variétés de néphrites infectieuses observées chez l'homme. Il est facile de produire chez l'animal des néphrites infectieuses simples ascendantes, descendantes ou mixtes, et des infections combinées qui reproduisent ces trois variétés ; et cela en prenant toujours comme point de départ l'inoculation des cultures dans les voies urinaires. Accessoirement, j'ai produit des néphrites en injectant les cultures dans le sang.

Pour ces expériences, le lapin, plus facile à opérer que le cobaye, a été choisi ; cet animal présente en outre l'avantage d'avoir un rein dont la texture et la structure est plus analogue à celle de l'homme. Le cobaye présente en effet un rein constitué par une seule papille, il n'a pas d'autre calice que le bassinet lui-même, tandis que le rein du lapin est multi-papillaire.

L'injection a été pratiquée par l'uretère, car pour produire des lésions rénales après une injection vésicale, il faut pratiquer en même temps la ligature de la verge ; certains animaux meurent par rupture de la vessie, d'autres présentent des lésions inconstantes.

A la fin de ce mémoire on trouvera ces documents expérimentaux. Disons seulement ici que l'uretère gauche est beaucoup plus accessible que le droit, et que la voie lombaire a été préférée. Les précautions antiseptiques les plus rigoureuses sont prises et, une fois l'injection de la culture faite, l'uretère est lié un peu au-dessus du point inoculé. Presque toujours je résèque, entre cette ligature et un autre catgut placé plus près de la vessie, toute la portion de l'uretère contaminée par l'aiguille de platine (cultures solides) ou la canule de la seringue (cultures liquides). Les cultures inoculées étaient presque toujours des cultures sur bouillon, quelquefois il a été introduit dans l'uretère une parcelle de culture solide ; les résultats sont sensiblement égaux. Les animaux ont succombé spontanément ou ont été tués à des intervalles variables de vingt-quatre heures à trois mois après la ligature, ce qui a permis d'étudier au jour le jour les différentes étapes de ces néphrites.

A. Infections simples

1° *Néphrites expérimentales produites par le bacterium pyogenes*

Sur douze lapins inoculés par injection urétérale, six sont morts spontanément du deuxième au cinquième jour ; les autres ont été tués de vingt-quatre heures à seize jours après l'opération.

Pendant les deux premiers jours, les lésions observées sont celles de la congestion simple. La surface du rein devient rouge sombre, et souvent on observe des ecchymoses sous-capsulaires. L'organe est augmenté de volume ; sa forme est plus arrondie, et son poids, qui normalement est de 8 à 9 grammes, atteint 12 à 14 grammes au bout de vingt-quatre heures, parfois jusqu'à 24 grammes en deux jours.

A la coupe, la substance rénale augmentée d'épaisseur présente une congestion, parfois des hémorragies exclusivement corticales, ou s'étendant plus ou moins loin dans les pyramides ; quelques fins vaisseaux descendent le long de la substance médullaire. Le bassinet dilaté, à parois un peu ternes, contient un liquide trouble, avec quelques filaments, chargé de pus et de bacilles.

A cette période congestive succède la suppuration. Vers le troisième jour, on voit déjà quelques stries grisâtres qui parcourent les deux substances perpendiculairement à la surface du rein, dont la face externe est déjà granitée par de petits points gris qui tranchent sur le fond sombre de l'organe. Bientôt (cinquième jour) le rein devient globuleux et sous la capsule épaissie, infiltrée d'un œdème louche, on aperçoit des points arrondis, bombés, de couleur grise, répondant à de petits abcès miliaires crus ou contenant déjà une gouttelette de pus.

Ces reins, de forme globuleuse, ont un énorme volume ; leur poids atteint 40, 50 et même 60 gr. (Expérience XII). A la coupe, on voit que les deux substances prennent une part proportionnellement égale à l'hypertrophie : leurs limites sont peu précises, car toute la coupe apparaît striée en rouge et gris-jaune ; par places des ecchymoses forment des taches plus foncées. Les papilles sont érodées, leur extrémité baigne dans le pus du bassinet, et souvent on peut voir, à moitié détachées par une véritable nécrose, des portions considérables du sommet des pyramides. (Pl. I, fig. 1.)

Le bassinet, largement dilaté, présente une couleur rose foncée ou violacée ; il est distendu par un pus gluant, inodore, dans lequel nagent des flocons et des lambeaux de pyramides ; en outre toute la muqueuse est recouverte par une couche épaisse de pus concrété.

Il est intéressant d'étudier les *lésions du rein du côté*

opposé. Rien pendant les premiers jours, si ce n'est une petite augmentation de volume et de la congestion corticale, parfois des petites ecchymoses ; mais vers le sixième ou le septième jour, on voit des abcès miliaires corticaux, siégeant pour la plupart immédiatement au-dessous de la capsule. Parfois un ou deux petits abcès allongés suivent dans la substance médullaire le trajet des artérioles qui descendent de la voûte sus-pyramidale. Les abcès corticaux sont, eux aussi, en rapport avec la distribution des vaisseaux, et à partir de la surface on les voit s'enfoncer en forme de coin dans la portion corticale.

Le bassinet du rein du côté opposé à la ligature garde en général son apparence normale, mais, dans un cas, je l'ai vu contenir un liquide trouble, dans lequel nageaient de petits flocons, et très riche en bactéries pyogènes. Cela semble prouver que la pyélite elle-même peut être descendante.

Histologie

Au point de vue *histologique* ces reins présentent des altérations remarquables.

REIN A URETÈRE LIGATURÉ. — Au début, pendant la période congestive, il existe une légère dilatation des tubes urinifères, plus marquée dans la substance corticale ; déjà on voit que certaines parties sont plus altérées que d'autres, et l'indépendance pathologique des différents systèmes de tubes commence à se montrer.

Dans la *substance médullaire,* on voit, vers le deuxième jour, au sommet des pyramides, un grand nombre de tubes remplis de cellules cubiques ; plus haut la plupart des canalicules présentent un épithélium un peu aplati, mais dont le noyau s'accuse fortement en rouge ; la cellule prend le caractère de cellule jeune, et souvent le même tube présente

un peu plus loin, vers la substance corticale , son épithélium
presque normal.

Dans la *substance corticale*, l'épithélium jaune des tubes
contournés conserve, dans certains endroits, son apparence
normale, ailleurs le tube est dilaté, les cellules perdent
leur limite et deviennent fortement granuleuses. D'autres
tubes contiennent des cellules plus vivement colorées, d'apparence épithéliale jeune, et, comme dans la substance
médullaire, on voit parfois dans le même tube ces deux
variétés de cellules. Les glomérules témoignent aussi d'une
certaine irritation, ils sont gonflés, les noyaux interstitiels
du paquet vasculaire sont nombreux, et les cellules endothéliales se multiplient et se desquament.

Le tissu conjonctif des deux substances, corticale et
médullaire, est, dans cette période, infiltré, œdémateux et,
disséminés entre les canaux urinifères, on voit quelques
leucocytes qui déjà s'accumulent en petits groupes. Les
vaisseaux sont largement dilatés par les globules ; par places
on voit de petites hémorragies qui siègent volontiers dans
la substance corticale, près des glomérules ; souvent des
petits foyers de globules rouges séparent le bouquet vasculaire de la capsule.

Vient ensuite la période de suppuration. Dans la substance médullaire, on distingue la plupart des tubes largement dilatés, revêtus d'un épithélium aplati ; d'autres
canaux sont pleins de petites cellules cubiques ou arrondies,
nées évidemment par prolifération de leur épithélium, car
autour d'eux on ne distingue pas de leucocytes, et dans les
coupes en long on passe successivement de ces accumulations à la légère prolifération de la période précédente.

Un certain nombre de tubes dont la paroi est peu distincte sont entourés par une zone de leucocytes ; ailleurs
encore, on voit des foyers embryonnaires dont les cellules

centrales peptonisées, difficilement colorables, détruites, constituent le pus.

Les lésions corticales sont analogues ; je me borne à signaler le siège des foyers embryonnaires faisant suite à ceux des pyramides, tantôt épars sans ordre dans le labyrinthe, tantôt encore entourant les glomérules dont la faible barrière capsulaire est vite traversée par les leucocytes.

La principale différence entre les lésions médullaires et les corticales consiste en ce que, dans ces dernières, les cellules épithéliales prennent une part moins active au processus ; elles sont à peine devenues plus globuleuses, et leur noyau plus colorable, que déjà les leucocytes arrivant en masse pénètrent dans l'intérieur des tubes.

Par places, dans ces reins infiltrés, on voit dans la substance corticale et dans la portion médullaire, des amas de tubes droits ou contournés qui présentent des altérations toutes différentes.

Ici la dilatation est grande et les épithéliums sont aplatis ou cubiques; le tissu conjonctif, lâche, œdémateux, contient à peine quelques leucocytes. Ce sont des segments qui subissent dans un rein purulent les lésions de la ligature aseptique; mais bientôt l'invasion microbienne et la migration des leucocytes s'accentuent et ces zones diparaissent dans la destruction générale.

Il ressort de ce qui précède que dans la néphrite suppurée ascendante, l'épithélium des tubes droits prend une part active à la formation du pus ; ce sont les cellules épithéliales proliférées qui remplissent au début les tubes et non pas, comme on le dit, les leucocytes : ceux-ci n'arrivent que plus tard, car l'épithélium, en contact direct avec le microbe, est le premier élément qui subit son action irritante. On voit pourtant des endroits, surtout dans la portion corticale, où les lésions épithéliales sont plutôt dégénératives que réactionnelles. Cela se comprend, car l'épithélium sécréteur des tubes contournés est d'une différenciation plus élevée que l'épithélium de revêtement des canaux collecteurs.

On peut établir, en effet, comme loi générale d'histo-pathologie, que plus une cellule est différenciée, moins sont intenses ses phénomènes de réaction irritative. L'étude des lésions de la cellule nerveuse, de la fibre musculaire, etc., le démontre.

Les lésions qui atteignent le *rein* du *côté non ligaturé* sont variables suivant les cas.

Lorsque l'animal supporte bien sa néphrite suppurée et qu'on le tue avant l'infection générale, elles sont simplement congestives. Si l'infection générale existe, on voit au début, avec la congestion, des lésions épithéliales dégénératives irrégulièrement distribuées ; parfois de petites hémorragies et par places des accumulations de leucocytes. Dans une période plus avancée, il se forme de petits abcès, soit autour des glomérules, soit encore dans la substance médullaire, en suivant le trajet des artérioles qui descendent de la voûte suspyramidale.

Bactériologie

L'étude bactériologique des reins atteints de néphrite suppurée expérimentale est des plus instructive. Par les méthodes de culture j'ai toujours constaté dans les expériences la pureté des micro-organismes dans le rein ligaturé, et cela, même vingt-quatre heures après l'injection d'une petite quantité de culture solide.

Dans certains cas l'infection était toute locale, dans d'autres, les micro-organismes se retrouvaient dans le sang, dans le rein opposé, et dans l'urine de la vessie.

Sur les coupes colorées d'après le procédé indiqué, on peut suivre pas à pas la marche des microbes dans le rein.

D'abord les bactéries pénètrent par les tubes collecteurs, elles montent en rayonnant suivant la direction même du tube : la colonie prospère et certains canaux sont moulés par des masses énormes de microbes ; quelques-uns se détachent de la masse zoogloéique, ils vont plus haut irriter les cellules épithéliales qui prolifèrent; mais une nouvelle colonie se forme, et quoique les leucocytes arrivent, nombreux, la suppuration s'ensuit. Les éléments anatomiques sont détruits par le poison que les microbes sécrètent; ils meurent, et l'on voit alors un foyer d'éléments embryonnaires et de déchets cellulaires parsemés de microbes isolés ou groupés en zooglées.

Partis de ces foyers, les organismes se répandent dans le tissu conjonctif et forment de nouvelles colonies, centres de nouveaux foyers de suppuration.

Quelques-uns pénètrent dans les vaisseaux pour aller, entraînés par le torrent circulatoire, former des embolies lointaines.

Les bactéries sont surtout nombreuses dans la substance médullaire et près de la pointe des pyramides, mais il en est qui gagnent la substance corticale. On les voit dans la lumière des tubes contournés, entre les cellules épithéliales et dans leur intérieur ; elles traversent même la lumière des canalicules. Le nombre des glomérules atteints est toujours fort restreint, on voit rarement les bacilles dans l'intérieur du glomérule, au niveau de l'espace qui sépare le bouquet vasculaire de la capsule, et quelques-uns qui pénètrent entre les anses capillaires. Il est remarquable de voir autour de ces glomérules une couronne de cellules embryonnaires, parsemée de quelques rares organismes.

Il est incontestable que la voie ordinaire d'arrivée des

micro-organismes dans le rein est la voie des canaux urinifères, mais elle n'est pas exclusive.

Dans les préparations du lapin N° 14 (Pl. IV, fig. 4), on
voit une grande étendue de la substance corticale ne contenant pas de micro-organismes dans les tubes; tous les bacilles sont situés dans les espaces lymphatiques; ils entourent
les tubes, dont ils dessinent les contours, et quelques-uns
pénètrent de dehors en dedans dans les canaux contournés.

Dans une préparation de néphrite expérimentale par ligature avec périnéphrite, j'ai vu les microbes de la capsule en
continuité avec ceux du rein.

Tout cela me semble démontrer la propagation d'un certain nombre de micro-organismes par la *voie lymphatique :*
sortis de canaux médullaires ou corticaux, ils peuvent envahir les espaces plasmatiques et se répandre dans tout le
rein. Cela fait bien comprendre comment dans certains cas
la suppuration est diffuse, très étendue, sans foyer déterminé, dans le rein suppuré des urinaires.

Pour mieux prouver la propagation des organismes par
la voie lymphatique, j'ai produit chez un lapin une *périnéphrite* avec la culture du bacterium pyogenes; ce lapin
est mort le surlendemain par infection générale. Le rein
du côté opéré, très congestionné, pesait dix grammes et
contenait en grande abondance le bacterium injecté dans
le tissu cellulaire périrénal. Le rein du côté opposé pesait
huit grammes, et l'ensemencement de son parenchyme ne
donna qu'une seule colonie de culture. Presque toujours
dans les expériences j'observe la périnéphrite à la suite de
la ligature, et cela sans qu'il existe de la péritonite.

Dans certains cas au moins, cette périnéphrite doit être
due à la propagation des microbes, par la voie lymphatique
des parois du bassinet, à la capsule du rein et au tissu cellulaire, car il est facile de voir dans les coupes les microbes

dans les parois du bassinet. Ces expériences font mieux comprendre la pathogénie du phlegmon périnéphritique.

Il est enfin un troisième mode d'infection de ces reins, en dehors de la voie canaliculaire et de la voie lymphatique. Nous avons vu que les organismes pénètrent dans les vaisseaux et qu'ils circulent dans le sang. Or, en étudiant le rein ligaturé, on voit parfois près d'un glomérule, bien plus souvent dans les vaisseaux sus-pyramidaux d'un certain calibre, des embolies microbiennes indiscutables ; une grosse colonie microbienne remplit le vaisseau, et dans les parois et le tissu voisin on voit quelques organismes isolés. Autour de ces embolies il se forme des abcès. La distribution des organismes, infiniment plus abondants dans l'intérieur du vaisseau, montre bien qu'ils ont été apportés par le sang et qu'ils ont colonisé dans l'embolus. C'est ce que notre collègue Widal a démontré pour le foie dans l'infection par le streptocoque.

Dans le rein du côté opposé à la ligature on voit aussi ces embolus, et les premiers abcès se forment autour d'eux, c'est-à-dire qu'ils siègent de préférence dans la région corticale et dans la zone rénale intermédiaire. Ici on ne peut invoquer l'ascension, car la vessie, qui ne communique pas avec le rein ligaturé, est saine. Par le raisonnement la néphrite descendante s'imposait, par l'expérimentation elle est démontrée.

J'insiste sur ce point que nous retrouverons chez nos malades : la néphrite descendante atteint aussi bien le rein point de départ de l'infection, que le rein du côté opposé, et cela de préférence à tout autre organe. Cette particularité s'explique, car tous deux représentent un lieu de *minoris resistentiæ* : le rein ligaturé, de par sa lésion elle-même ; le rein opposé, de par la suractivité que lui impose l'abolition fonctionnelle de son congénère.

Il est clair que si l'on introduit la bactérie pyogène
directement dans le sang, on pourra produire des abcès
miliaires des reins, c'est ce que Berlioz a vu avec une bactérie qui doit être le bacterium pyogenes, et ce que nous
avons constaté dans une expérience.

Lorsqu'on injecte la bactérie pyogène dans le sang, on
obtient très rarement des abcès rénaux (une seule expérience); cela m'a engagé à appliquer au rein l'expérience
si connue de Max Schüller pour les articulations. J'ai donc
contusionné le rein en même temps que j'injectais dans
l'oreille d'un lapin un bouillon de culture : l'animal est
mort le surlendemain et déjà, dans le rein contusionné, on
voyait les stries blanc jaunâtre de la suppuration com-
mençante.

2° *Néphrites expérimentales produites par le streptococcus pyogenes*

Deux fois j'ai fait dans l'uretère du lapin une injection de
culture pure du streptococcus pyogenes. Les animaux ont
été tués le cinquième et le sixième jour.

A première vue on est frappé de la différence qui existe
avec les lésions produites par le bacterium pyogenes.

Le rein est globuleux et augmenté de volume, mais au
lieu de peser 40 ou 50 grammes, il n'en pèse que 17 ou 24;
sa surface est de couleur rose foncé, on n'y voit pas d'abcès
miliaires. A la coupe, le pus qui s'écoule du bassinet dilaté
est moins sale, et la surface rénale hypertrophiée, œdémateuse, ne présente pas de stries grises qui la rayonnent,
mais bien quelques filets rouge foncé ; vers la pointe de la
pyramide centrale, on voyait dans un cas une petite masse
grise puriforme, avec un début de rayonnement dans le sens
des tubes.

Chez l'autre lapin, plusieurs papilles présentaient un aspect gangréneux.

Au point de vue *histologique*, les lésions sont analogues à celles provoquées par l'inoculation de la bactérie pyogène, mais à un stade d'évolution beaucoup moins avancé pour le même nombre de jours ; c'est ainsi que le sixième jour toutes les lésions sont encore celles d'une très légère irritation épithéliale, et que la dilatation des canalicules et l'aplatissement de l'épithélium dominent la scène : les lésions sont analogues à celles d'une néphrite bacillaire vers le deuxième jour. Il existe en outre une infiltration peu abondante de cellules embryonnaires.

Par l'examen bactériologique, on retrouve dans le rein les streptocoques injectés dans le bassinet, et par l'étude des coupes colorées, on voit que leur localisation répond bien à l'aspect macroscopique. Au niveau de la papille, les canaux collecteurs sont pleins de chaînettes, et ces organismes, en traversant la paroi des tubes, se répandent entre eux (Pl. IV) ; mais ce qu'il y a de remarquable, c'est de voir que, un peu plus haut, vers le tiers de la hauteur de la pyramide, il n'existe plus de colonies, que même les organismes isolés sont très rares. Une constatation semblable est faite dans la substance corticale, à moins toutefois qu'il n'existe en même temps une périnéphrite suppurée (Expérience XVIII) ; dans ce cas, la portion sous-capsulaire de la substance corticale contient un certain nombre de chaînettes qui viennent de la capsule, et qui pénètrent dans le rein en suivant le trajet des vaisseaux lymphatiques ; le streptococcus traverse ensuite de dehors en dedans la paroi des canalicules.

En résumé, les lésions provoquées par le streptocoque diffèrent de celles déterminées par la bactérie pyogène, en ce que l'ascension du microbe, se faisant plus lentement, les altérations qui en sont la conséquence surviennent plus tardivement.

3° *Néphrites expérimentales produites par le staphylococcus aureus*

J'ai fait deux expériences de néphrite ascendante par inoculation urétérale de la culture pure du staphylococcus aureus; le premier lapin est mort vingt-quatre heures après, l'autre a été sacrifié le sixième jour.

Les lésions observées dans ces cas ressemblent beaucoup à celles provoquées par la bactérie pyogène, et la rapidité dans l'évolution paraît à peu de chose près être la même.

Dans les coupes colorées pour la recherche des microbes on voit déjà, au bout de vingt-quatre heures, quelques microcoques dans la substance pyramidale ; quelques-uns même se trouvent dans la substance corticale sous forme de micro ou de diplocoques. Alors que la néphrite suppurée est établie, les microcoques siègent dans les tubes et dans les foyers embryonnaires, ayant une localisation analogue à celle décrite à propos de la bactérie pyogène. On voit aussi très rapidement des embolies microbiennes dans le rein du côté opposé.

B. — Infections combinées

Une des expériences les plus intéressantes est celle de la néphrite par infection combinée. Pour mieux observer la distribution des organismes, j'ai choisi des microbes faciles à distinguer sur les coupes, même à un faible grossissement ; le staphylococcus aureus et un gros bacille pathogène pour le lapin.

Une culture sur bouillon, contenant ces deux organismes,

a été inoculée dans l'uretère d'un lapin ; l'animal est mort trente-six heures après.

Le rein, du côté ligaturé, était gros, globuleux, et présentait l'ensemble des caractères décrits plus haut à propos du bacterium pyogenes ; la seule différence macroscopique consistait dans l'évolution plus rapide des lésions ; c'est ainsi qu'on distinguait déjà, à l'œil nu, quelques stries jaunâtres tranchant sur le fond rouge de l'organe, et à la surface, quelques petits abcès miliaires crus.

Les coupes colorées par la méthode de Weigert (Pl. I, fig. 2, 3, et 4), montrent certains tubes médullaires remplis de staphylocoques ; à côté, on en voit d'autres qui ne contiennent que le bâtonnet; chacun de ces organismes a colonisé séparément, pourtant le bacille prédomine. En prenant chaque colonie comme point de départ, on voit les bacilles ou les microcoques se répandre dans le tissu environnant. Dans certains tubes, il existe un mélange intime des coques et des bactéries, et dans certains foyers embryonnaires, les deux microbes se trouvent côte à côte.

Si l'on étudie le rein du côté opposé, on est vite convaincu que l'infection générale est, elle aussi, produite par les deux microbes ; il existe, en effet, dans ce rein, trois variétés d'embolies très facilement reconnaissables. Certains vaisseaux sont complètement oblitérés par une masse énorme de staphylocoques; à côté, on en voit d'autres, moins nombreux, qui ne contiennent que des bacilles. Enfin, il existe des embolies où les deux microbes sont intimement mélangés. Les embolies les plus nombreuses sont formées de staphylocoques purs ; on dirait que cet organisme a pénétré dans le sang plus rapidement que le bacille.

Ce dernier se plaît dans les voies lymphatiques; on le voit, dans le rein le plus malade, dessiner les contours des tubes, et dans l'autre rein, partant de son point d'arrivée, s'étendre au loin en suivant ces espaces; le staphylocoque y pénètre aussi, mais sa propagation reste plus limitée.

Cette expérience me semble établir d'une façon indiscutable la possibilité de l'infection rénale et de l'infection générale, se faisant à la fois par deux microbes différents.

Plus loin je montrerai, avec des faits aussi probants, que cette infection, résultat de l'action combinée de deux microbes, existe chez l'homme.

C. — Sclérose expérimentale infectieuse

Elle répond à la sclérose décrite par MM. Charcot et Gombault, Aufrecht, etc., à la suite de la ligature de l'uretère pratiquée sans précautions antiseptiques.

Lorsqu'on répète ces expériences, on risque d'obtenir des reins suppurés et non des reins scléreux; mais dans certains cas, ce dernier état succède à l'inflammation du début.

Une fois, en injectant une culture peu virulente de la bactérie pyogène, j'ai vu un lapin survivre assez longtemps pour n'être sacrifié que le seizième jour. Chez lui l'infection était restée localisée au rein dont l'uretère avait été lié. Dans le bassinet et dans le rein il existait encore un certain nombre de bactéries décelées par la culture.

Le rein, de couleur rosée, présentait un volume normal, et à la coupe on voyait qu'il formait une coque épaisse de 8 millimètres, distendue par le liquide puriforme qui baignait le bassinet. Il n'existait plus trace des papilles, et dans la substance rose du rein, on ne distinguait plus que très difficilement la portion corticale. Il n'existait pas dans ce rein de traînées purulentes, mais à la surface on voyait un petit abcès miliaire à pus caséeux.

Les parois épaissies du bassinet et des calices étaient tapissées par une épaisse fausse membrane adhérente, de couleur grise.

A l'examen microscopique, ce rein présentait les lésions scléreuses décrites par MM. Charcot et Gombault :

Prolifération du tissu conjonctif, infiltration embryonnaire en foyers. Cylindres tubulaires ; organisation fibreuse du tissu embryonnaire. Assurément il y a eu à un moment donné des foyers suppurés, mais au moment de la mort, ils étaient guéris et la sclérose prédominait. Du reste, dans les expériences de MM. Charcot et Gombault et dans bien d'autres, on a vu la sclérose succéder à l'inflammation sans qu'il y ait eu de formation de pus. L'expérience que je viens de résumer enseigne que, même avec des cultures pures, on pourrait observer des résultats semblables : pour les produire à coup sûr il faudrait une connaissance plus exacte de la virulence du micro-organisme.

II — Variétés de la néphrite infectieuse des urinaires étudiées en particulier

Nous suivrons dans cette étude à la fois clinique, anatomique et pathologique, la division établie plus haut en néphrites ascendantes et descendantes. Les néphrites ascendantes présentent elles-mêmes deux variétés : suivant l'intensité de l'action irritative produite par le micro-organisme on aura affaire à la sclérose simple ou à la suppuration.

A — NÉPHRITES ASCENDANTES

1° *Sclérose simple d'origine microbienne*

Il est rare de voir à l'autopsie des urinaires la sclérose simple ascendante. Presque toujours il existe des lésions ultimes descendantes, suppurées ou non suppurées, qui en modifient le cadre.

J'ai pu pourtant étudier deux cas remarquables (Observ. III et XV), dans lesquels la mort est survenue indépendamment de la maladie urinaire. Dans le premier cas, il existait un cancer de la vessie oblitérant septiquement un uretère, et le malade est mort de dégénérescence amyloïde du rein du côté opposé, sans infection générale. Dans le second cas, un prostatique avec lésions ascendantes infectieuses, localisées à l'appareil urinaire, est mort subitement. Dans une autre observation (XVIII), les lésions d'infections ultimes étaient cantonnées à l'épithélium ; enfin dans des observations nombreuses il était très facile de faire le départ de ce qui revenait à la lésion ancienne et à la maladie ultime.

Dans toutes ces observations le rein communiquait avec la vessie par des uretères largement dilatés. Une fois, il existait une oblitération septique de l'uretère.

a) Néphrite par obstacle au cours de l'urine, l'uretère restant perméable. — Le plus souvent, il existe dans ces néphrites, en plus de la dilatation de l'uretère, des bassinets et des calices qui, à des degrés très variables, est constante, un épaississement inflammatoire de ces conduits; parfois même, on voit des coudures, des plis valvulaires, etc.

Lorsque la lésion n'est pas ancienne, le rein paraît avoir conservé son volume normal, ou même, par la dilatation du bassinet, il semble plus gros; lorsque la lésion est ancienne, le volume est moindre qu'à l'état normal.

Le rein se trouve entouré d'une couche de graisse ferme, qui se continue avec une couche semblable, doublant le bassinet. Cette lipomatose peut devenir excessive et même envahir le tissu du rein, qu'elle pénètre en suivant les vaisseaux.

La capsule du rein est, abstraction faite de cette couche graisseuse qui la double, mince et presque toujours facile à détacher du parenchyme rénal.

La surface du rein apparaît alors un peu bosselée avec quelques dépressions souvent pigmentées se détachant sur la couleur rosée de l'ensemble. Parfois, on voit des sillons plus profonds, divisant le rein en trois ou quatre lobes, qui présentent eux-mêmes des dépressions ou des granulations plus fines.

Il est rare que ces reins scléreux soient lisses. Par-ci,

par-là, irrégulièrement disséminés, on voit de petits kystes transparents, dont la grosseur ne dépasse pas, en général, celle d'un petit pois.

Dans l'observation XV, il existait un gros kyste multiloculaire. Ces kystes sont revêtus d'un épithélium très aplati.

Parfois leur contenu est puriforme, ce qui est dû à la desquamation et à la transformation graisseuse de leur épithélium.

Signalons encore, à la surface du rein, de petites accumulations de graisse, véritables lipomes miliaires, qui peuvent être confondus avec des abcès.

A la coupe, le tissu rénal est ferme, presque dur si la lésion est ancienne : on voit sur la section que le rein est atrophié, et que cette atrophie porte surtout sur la substance corticale qui est diminuée d'épaisseur, parfois jusqu'à deux ou trois millimètres ; sa couleur est plus foncée que celle de la substance pyramidale.

Les pyramides conservent, en effet, dans la très grande majorité des cas, leur forme et leur apparence normale, sauf toutefois qu'elles sont fortement striées en long. On croit généralement que dans ces reins de néphrite ascendante les pyramides s'aplatissent, qu'elles disparaissent et sont remplacées par une surface concave qui coiffe les calices dilatés : cela ne se voit que dans un nombre de faits restreints, il suffit d'ouvrir avec les ciseaux chaque calice, pour voir dans la très grande majorité des cas, que les pyramides conservent leur forme.

Entre les pyramides, on voit dans quelques cas la graisse suivre dans le rein le trajet des gros vaisseaux.

Le bassinet et les calices largement dilatés, à parois plus ou moins épaissies et arborisées, contiennent de l'urine trouble, purulente, rarement fétide, presque toujours acide ou neutre dans les autopsies récentes.

Cette urine contient des éléments épithéliaux, des cellules de pus et des microbes. Il n'est pas rare de voir des urines très louches devoir leur opacité aux bactéries, qu'elles contiennent en très grande quantité, alors qu'il n'existe que de rares globules de pus.

Au *microscope*, on distingue encore mieux qu'à l'œil nu la répartition irrégulière de la sclérose, qui atteint son maximum au niveau des portions déprimées de la surface.

Au début, la sclérose est médullaire, mais presque simultanément la substance corticale est prise. Il est dit dans les livres que les bandes scléreuses partent en rayonnant des pyramides et suivent, dans la substance corticale, les pyramides de Ferrein.

Maintes fois, nous avons vu la sclérose présenter une tout autre distribution :

Dans la substance médullaire, les tubes atrophiés ou dilatés sont séparés par des bandes plus ou moins épaisses de tissu conjonctif. Dans les pyramides de Ferrein la sclérose est moindre, les tubes droits sont presque tous conservés et larges, mais entre ces pyramides on voit le labyrinthe dont les lésions beaucoup plus avancées contrastent avec celles des pyramides de Ferrein. Le labyrinthe est atteint à ce point, que, même à un très faible grossissement, on distingue des travées conjonctives séparant les tubes atrophiés et les glomérules rapprochés les uns des autres par l'affaissement des tubes contournés. (Pl. III, fig. 1.) La sclérose débute peut-être dans la pyramide, mais il est incontestable que les lésions du labyrinthe ne font pas suite aux lésions médullaire ; qu'elles évoluent en même temps, souvent d'une façon très rapide. Le fait important dans ces reins est la sclérose corticale.

Les lésions de la sclérose dans la zone médullaire sont bien connues : dilatation des tubes, épaississement de la

membrane, aplatissement de leur épithélium qui prend une
forme cubique, existence de cylindres hyalins, granuleux,
ou colloïdes ; dans une deuxième phase retrait progressif et
disparition des tubes étouffés par le tissu fibreux.

La notable résistance que les anses de Henle offrent à la
destruction est digne de remarque. Dans la substance corticale, mêmes lésions. D'abord les tubes se dilatent, leurs
cellules, en s'aplatissant, deviennent très granuleuses, elles
perdent leurs limites et plus tard présentent des granulations granulo-graisseuses dans leur protoplasma, ou bien
elles prennent la forme cubique indifférente. Peu à peu les
canaux contournés, enserrés dans le tissu conjonctif qui se
développe de plus en plus, finissent par disparaître presque
complètement et, dans les zones d'ancienne sclérose, on
ne trouve plus dans le tissu fibreux que quelques canalicules à épithélium nucléaire, contenant pour la plupart des
cylindres colloïdes.

Par places, on voit un segment de canalicule rétréci par
la sclérose, tandis que, au-dessus, il se forme une dilatation
point de départ d'un petit kyste.

Les glomérules présentent d'abord un épaississement de
leur capsule, qui devient feuilletée, puis les cellules interstitielles du bouquet vasculaire prolifèrent et sont le point
de départ de la transformation scléreuse du paquet vasculaire. La sclérose marche ainsi tout à la fois dans la capsule, qui enserre le paquet vasculaire dans un cercle fibreux
de plus en plus étroit, et dans le bouquet capillaire qui,
devenu fibreux lui-même, se trouve refoulé vers le point
d'entrée de l'artériole afférente. Ainsi transformé en une
petite boule fibreuse, le glomérule reste longtemps indiffé-
rent aux altérations des parties voisines, puis il finit par se
confondre avec le tissu qui l'entoure.

Il est rare de ne pas trouver dans un rein d'urinaire des

zones dans lesquelles un grand nombre de glomérules présentent les lésions que nous venons de décrire ; mais, même pour des corpuscules de Malpighi très rapprochés, les lésions sont loin d'être toutes au même degré de développement.

Parfois même, dans les portions très sclérosées, quelques glomérules présentent une dilatation kystique généralement très prononcée; le paquet vasculaire est refoulé et séparé de la capsule épaissie par un liquide clair ou légèrement grenu.

Toutes les lésions décrites des éléments sécréteurs du rein, reconnaissent pour cause l'irritation qui, en agissant sur le tissu conjonctif de l'organe, détermine sa prolifération et sa transformation en tissu fibreux. Les minces cloisons, qui séparent à l'état normal les canalicules de la substance corticale, s'épaississent, et de place en place on voit des traînées de cellules rondes qui donneront ensuite naissance au nouveau tissu. Ces foyers embryonnaires indiquent les points les plus irrités.

Pendant que ces modifications se passent dans le tissu conjonctif, les artérioles, atteintes d'endartérite et de périartérite, restent béantes à la coupe ; leurs parois sont épaissies et leur calibre rétréci. Dans ces lésions artérielles, comme dans la sclérose elle-même, il faut toujours tenir compte des lésions produites par la sénilité, lésions dans le détail desquelles nous ne pouvons entrer ici.

Il est très fréquent de voir, dans une zone assez large autour des vaisseaux d'un certain calibre, et indépendamment de leur tunique propre, des fibres musculaires lisses qui en suivent le trajet. Jardet (1) les avait déjà décrites dans sa thèse.

---

(1) JARDET. — *Des lésions rénales consécutives à la lithiase urinaire.* Thèse de Paris, 1885, p. 32.

Une particularité, digne de mention, consiste en ce que le tissu interposé entre les tubes et entre les glomérules du rein présente parfois une sorte de dégénérescence muqueuse, *bien différente de l'œdème simple.*

Cette altération du tissu conjonctif était très étendue dans plusieurs de nos observations, et, pour bien la voir, il est bon de chasser au pinceau les cellules épithéliales encore contenues dans les canalicules.

Nous avons dit que les lésions étaient loin d'être régulièrement réparties. C'est ainsi que, par endroits, on trouve un groupe de canalicules largement dilatés, à épithélium aplati, granuleux, entre lesquels il n'existe qu'un tissu œdémateux ; les lésions sont celles de la simple dilatation, et les glomérules, mieux conservés, montrent souvent une desquamation de leurs cellules endothéliales. Il existe d'autres portions, souvent très voisines d'une zone de sclérose bien avancée, dans lesquelles on voit une véritable *hypertrophie compensatrice.* Les glomérules, énormes, représentent deux ou trois fois leur volume normal et leur structure est conservée.

Les tubes urinifères sont dilatés, mais leurs cellules, au lieu d'être aplaties, sont hautes, globuleuses, avec un noyau bien arrondi situé près de la base, et un protoplasma contenant quelques granulations. Ce sont des zones d'hypertrophie compensatrice, portant à la fois sur les glomérules et sur l'épithélium des tubes.

b) Oblitération septique de l'uretère. — L'observation III en est un bel exemple. C'était un calculeux qui présentait d'un côté un énorme rein amyloïde, cause de la mort ; de l'autre côté l'uretère était oblitéré par un calcul qui avait déterminé une coudure invaginante. Au-dessous de l'oblitération le conduit était mince, souple, non dilaté, tandis qu'au-dessus sa grosseur égalait celle de l'index et que ses parois étaient épaisses, arborisées, enflammées. Tous ces caractères se retrouvaient dans le bassinet largement dilaté et continu, sans ligne de démarcation avec l'uretère. Le rein très petit ne pesait, y compris le bassinet qui formait plus de la moitié de la poche, que 45 grammes. Une lipomatose assez abondante entourait la capsule qui se détachait facilement de la surface lisse du rein.

Dans ce rein on voit que, pour la plupart, les pyramides, tout en étant très racornies, ont conservé leur forme pointue ; un certain nombre sont un peu érodées ou aplaties. Cette différence est due sans doute au degré variable de sclérose existant au moment de l'oblitération de l'uretère. Lorsque cette sclérose est considérable, elle empêche, soit l'aplatissement simple par la pression du liquide, soit la destruction par sphacèle de la pointe des pyramides provoquée par les microbes qui remplissent la portion terminale des tubes collecteurs. Dans l'oblitération aseptique toutes les papilles apparaissent en creux, car lorsque l'obstruction se produit, il n'y a pas de sclérose vraie et les papilles se laissent refouler par le liquide du bassinet. Il n'existe pas non plus de microbes capables, par leur abondance énorme, de causer la destruction gangréneuse, comme cela a lieu dans certaines néphrites suppurées.

Dans l'oblitération septique, les pyramides sont circonscrites par un cercle de vaisseaux sclérosés, et au-dessus d'elles, la substance corticale amincie présente quelques stries perpendiculaires à la surface.

Au point de vue histologique, on voit une sclérose énorme, totale, des pyramides parcourues encore par quelques canaux dilatés, pleins de cylindres colloïdes : ces tubes se prolongent dans la pyramide de Ferrein et sont reconnaissables jusque près de la surface du rein. Le labyrinthe n'est plus représenté que par une grande quantité de glomérules fibreux, tassés, rapprochés les uns des autres : entre eux il existe du tissu scléreux, dans lequel on distingue quelques foyers de tissu embryonnaire. Quelques glomérules sont légèrement kystiques ; les vaisseaux sont très sclérosés.

L'urine contenue dans le bassinet était très purulente, elle contenait des microcoques et des bâtonnets.

Pathogénie de la sclérose

Il faut laisser de côté tous les malades qui sont morts infectés et chez lesquels j'ai trouvé des organismes dans le rein avec la sclérose simple et sans suppuration. (Obs. XIII, etc.) On pourrait objecter dans ces cas que les microbes sont venus après coup, que l'infection rénale, même l'infection ascendante, est de date récente.

Mais il est deux malades dont l'observation vaut mieux que la meilleure expérience.

Je viens de résumer l'histoire de ce malade qui présentait des lésions scléreuses énormes, à la suite de l'oblitération de l'uretère droit par un calcul, et de la rétention, au-dessus, de l'urine contenant des microbes. Il est mort d'une néphrite amyloïde du côté opposé, non d'infection urinaire. Les organismes ne sont donc pas venus par la voie sanguine. L'uretère ne communique pas avec la vessie : donc les microbes ne viennent pas de monter ; ils existaient d'avance dans l'urine retenue. Si maintenant on compare les lésions de ce rein et celles d'un rein oblitéré aseptiquement, on sera forcé d'admettre qu'il existe une différence considérable entre l'irritation produite dans le tissu conjonctif dans l'un et dans l'autre cas ; or à quoi attribuer ce surcroît irritatif si ce n'est aux microbes qui sont là, dans le bassinet du côté oblitéré ?

Dans une autre observation, le malade, un prostatique,

meurt subitement; il n'avait pas d'infection générale, car le sang, la rate, le foie restent stériles dans les cultures, et il est impossible de découvrir des lésions d'embolie microbienne. Dans le rein on trouve les lésions de la sclérose ascendante telles qu'elles viennent d'être décrites, et par les cultures on constate *dans le parenchyme* rénal le bacterium pyogenes. La bactérie existe dans les deux reins.

En rapprochant ces deux faits de ce qui a été dit dans l'introduction sur l'atténuation des virus et de l'expérience décrite page 63, dans laquelle on voit un lapin présenter de la sclérose, après avoir bien supporté l'injection urétérale d'une culture atténuée du bacterium pyogenes, il paraît impossible de ne pas admettre que la sclérose rénale des urinaires est provoquée par les micro-organismes.

Il n'y a en somme rien qui doive nous choquer dans cette idée de sclérose microbienne. Ne voit-on pas du tissu fibreux dans les vieux tubercules anatomiques ? N'en existe-t-il pas dans le rhino-sclérome, dans les tubercules bacillaires fibreux, et ces lésions ne sont-elle pas admises comme produit de l'action des microbes ? Pourquoi ne pas admettre que des lésions analogues succèdent à des causes du même ordre quand il s'agit du même tissu conjonctif?

On a dit que la sclérose rénale est due à l'irritation conjonctive occasionnée par l'urine sortie par transsudation des canalicules; mais cette hypothèse est insoutenable, car dans les oblitérations aseptiques la même transsudation existe et les lésions diffèrent.

Et comment expliquer dans cette hypothèse l'existence des foyers embryonnaires qui, on le sait en pathologie générale, sont la marque d'une irritation localisée? Est-il possible d'admettre une localisation pour la transsudation de l'urine ?

Avec la théorie microbienne, on se rend bien compte de

ces foyers et on comprend encore que les substances solubles sécrétées par les organismes, dissoutes dans l'urine, aillent produire loin du foyer principal une irritation moins vive. On comprend encore que les microbes acquérant une virulence supérieure, se trouvant en plus grande quantité, ou une nouvelle espèce d'organismes intervenant dans le processus, la néphrite scléreuse se trouve transformée en néphrite suppurée. Les foyers embryonnaires de la sclérose ne sont que des abcès avortés ; les phagocytes ont détruit les microbes et le tissu embryonnaire peut s'organiser en tissu adulte.

C'est ainsi que l'étude anatomique nous donne la raison des poussées aiguës observées en clinique, et que la transformation de la néphrite scléreuse en néphrite suppurée devient facile à comprendre.

Remarques cliniques sur les néphrites scléreuses

L'étude clinique de ces malades a été trop bien faite par notre maître, M. le professeur Guyon, pour que nous nous attardions à décrire ici leur symptomatologie.

Nous dirons simplement que les poussées de fièvre à grandes oscillations présentées par ces malades, correspondent à des poussées de néphrite descendante à forme anatomique variable : nous le démontrerons plus loin à propos des néphrites descendantes.

Il existe des cas où la sclérose rénale est latente : même le ballottement rénal de M. Guyon et la polyurie peuvent faire défaut; la quantité d'urine peut être normale et le liquide ne présenter qu'un léger trouble. Les observations XXVII, XXIX, XXX en sont des exemples. Dans ces cas obscurs le diagnostic de la lésion rénale peut être établi, je pense, par *trois symptômes presque constants :* l'albuminurie ; la diminution considérable de la quantité d'urée ; l'existence de cylindres rénaux dans les urines.

Albuminurie. — Chez presque tous les urinaires examinés à ce point de vue, et ils sont bien plus nombreux que ceux dont l'observation est rapportée dans ce mémoire, l'albumine existe dans les urines et cela, bien entendu, en dehors de la pyine. Il est très rare de voir dans le service de Necker un malade rénal sans albuminurie. Cette albumine est *rétractile*, indice, d'après M. Bouchard, de lésions rénales.

La quantité d'albumine varie beaucoup d'un malade à l'autre ; certains n'en présentent que des traces ; un plus grand nombre ont de 5o centig. à 1 gr. 5o d'albumine par litre ; quelques-uns, très rares, dépassent deux ou trois grammes par litre. Quand chez un urinaire on voit plusieurs jours de suite l'albumine dépasser ces chiffres, on peut dire qu'il ne s'agit pas d'une néphrite chirurgicale. C'est ainsi que dans l'obs. III on voit 15 grammes d'albumine par litre, et qu'à l'autopsie on trouve un rein amyloïde ; que, chez un autre malade lithotritié par M. Guyon, la quantité d'albumine variant de 6 à 8 grammes, une étude minutieuse fit découvrir une néphrite interstitielle médicale.

Il est à remarquer que lorsque chez un urinaire on trouve une quantité donnée d'albumine, 1 gr. par exemple, on peut faire vingt, trente examens de suite sans qu'il existe la moindre variation dans ce chiffre. Il existe en somme chez les urinaires rénaux une albuminurie rétractile presque constante, fixe et peu considérable (moyenne 5o cent. à 1 gr. par litre).

La diminution de la quantité d'urée est moins facile à chiffrer, car il s'agit de vieillards, et la désassimilation normale chez l'homme âgé varie beaucoup d'un individu à l'autre. On peut prendre comme moyenne le chiffre de 12 g. 69

par vingt-quatre heures indiqué par Roche dans sa thèse
comme représentant la quantité d'urée normale chez les
hommes âgés de cinquante-cinq à soixante-dix-huit ans.

D'après les examens répétés, pratiqués sur une vingtaine
de malades, dont les observations se trouvent à la fin de ce
mémoire, on peut dire que pendant un certain temps la
quantité d'urée diminue peu, puis, à mesure que la maladie
avance, l'urée est moins abondante. Ce fait est frappant dans
l'obs. XXIII. Suivi dès le mois d'avril, alors que son
cancer de la vessie était plus que douteux comme diagnostic, jusqu'à sa mort, le 7 octobre, ce malade avait, le
4 avril, 25 gr. d'urée par vingt-quatre heures, le 30 septembre il n'en existait plus que 3 grammes.

Pendant la période d'état, la quantité d'urée est en
moyenne de 8 à 12 grammes.

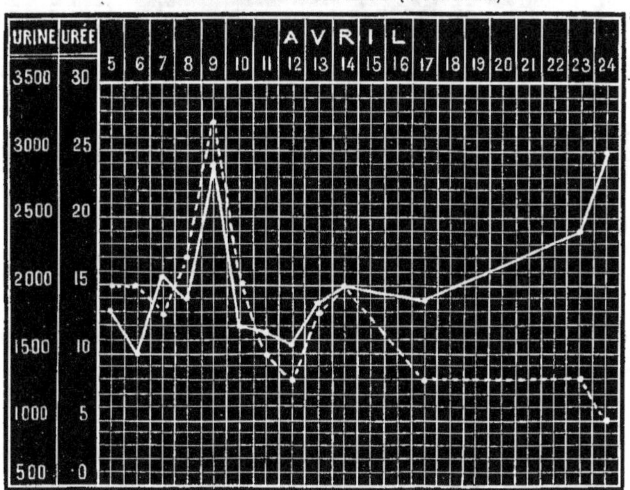

CARCINOSE PROSTATO-PELVIENNE (Obs. XXX).

Albumine = de 20 à 60 cent. par litre d'urine.
Le trait ponctué se rapporte à l'urine.

Il est intéressant de voir dans les courbes que les lignes

de l'urée et celles de la quantité d'urine marchent très sou-

RÉTRÉCI (Obs. XXXVII).

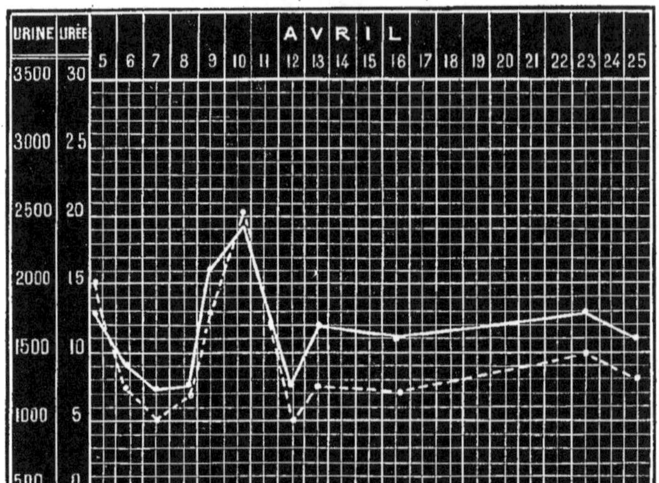

Albumine = 5o centigrammes par litre d'urine.

vent d'une façon parallèle, c'est-à-dire que si la quantité

PROSTATIQUE (Obs. XXIX).

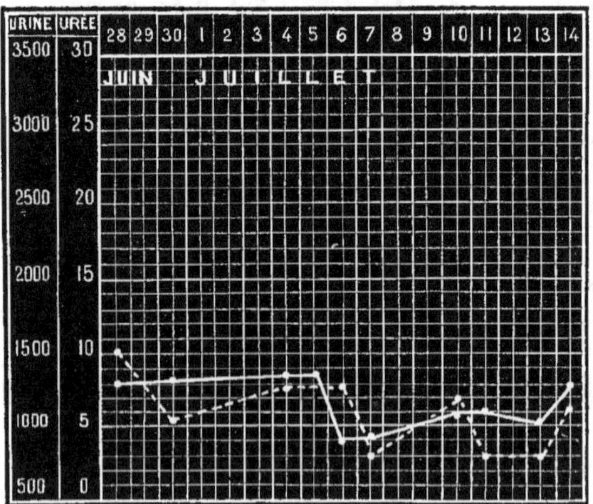

Albumine = s'est toujours maintenue à 1 gramme par litre d'urine.

d'urine augmente, l'urée elle aussi augmente d'une façon
proportionnelle : parfois, lorsqu'il y a une amélioration, la
courbe de l'urine descend, tandis que la courbe de l'urée
monte.

Dans les derniers jours, lorsque le malade va mourir, on
trouve de l'anurie et une très petite quantité d'urée : la
quantité d'urine descend dans ces cas à 4 ou 500 gr., parfois moins, contenant 3 ou 4 grammes d'urée.

Parfois cette anurie peut durer un temps assez long.

Nous ne pouvons d'après les observations établir un rapport quelconque entre la fièvre et la quantité d'urée : dans
nos cas spéciaux, la première paraît ne pas influencer beaucoup la seconde.

Les cylindres rénaux sont à peu près constants dans
l'urine des malades urinaires atteints de néphrite ; sur une
trentaine de faits, je les ai toujours vus. Il faut savoir que
ces cylindres sont très peu abondants dans la majorité des
cas, et que, parfois, on a besoin de faire plusieurs préparations avant de les trouver. Cela peut avoir de l'importance
dans les cas latents mentionnés plus haut. Les cylindres
les plus ordinaires sont de la variété granulo-graisseuse :
quelquefois on voit des cylindres colloïdes ou hyalins.

2° *Néphrites suppurées*

Les néphrites suppurées les plus ordinaires sont, au
début, des néphrites ascendantes ; mais très souvent les organismes pénètrent dans le sang et s'éliminent par les reins :
on voit alors à la fois des lésions ascendantes et descendantes. Il est impossible, sans s'exposer à des redites, de
séparer ces deux variétés, et je décrirai dans ce chapitre les
néphrites suppurées qui, *au début,* sont des néphrites ascendantes : c'est dans ce sens que le nom de néphrite suppurée
ascendante est employé dans les lignes qui suivent.

ANATOMIE MACROSCOPIQUE. — Ces reins sont gros, le plus souvent entourés d'une couche adipeuse ancienne. Il est fréquent de trouver des reins pesant de 180 à 200 ou 230 grammes, ce qui, chez des vieillards, est un poids très considérable. Dans l'obs. XIII, on voit un rein pesant 340 grammes.

Parfois le poids du rein est moindre qu'à l'état normal, ce qui est dû à l'existence antérieure d'une sclérose prononcée. J'ai bien souvent remarqué que les gros reins suppurés sont lisses et les petits irréguliers.

La capsule est le plus souvent un peu épaissie ; elle n'adhère pas au rein, ou l'adhérence se trouve limitée à certaines régions, surtout près du bassinet, ou au niveau des abcès un peu anciens. Dans d'autres cas plus rares, la capsule est très épaisse, intimement adhérente au rein, impossible même à détacher. Dans son épaisseur, on trouve parfois de petits abcès, ou bien encore on voit des collections purulentes plus considérables, situées au-dessous de la capsule, et qu'on ouvre en la séparant du rein. Parfois même on trouve des abcès uniquement au-dessous de la capsule, tandis qu'il n'en existe pas dans le tissu rénal lui-même.

La surface du rein, lisse ou bosselée, suivant le degré de la sclérose préalable, est de couleur rouge sombre, et présente des taches plus foncées, noirâtres, qui répondent souvent aux dépressions scléreuses.

Très ordinairement, ces reins sont marbrés de rouge et de gris, et il n'est pas rare de trouver à leur surface des abcès miliaires crus ou ramollis, qui ne dépassent guère le volume d'une lentille.

Quelques reins sont farcis de ces petits abcès, mais le plus souvent il n'en existe que quelques-uns.

A la coupe, le tissu rénal est un peu mou ; la consistance du rein diminue très rapidement après l'extirpation de l'organe. Les deux substances corticale et médullaire sont presque toujours bien distinctes, et toutes deux contribuent pour une part proportionnelle à l'augmentation de volume, qui est réelle, indépendante de la dilatation presque constante du bassinet.

L'aspect de la coupe présente deux variétés principales : la néphrite infiltrée et la néphrite rayonnante. Dans la *néphrite rayonnante* on voit la pyramide parcourue par des stries perpendiculaires de couleur grise, qui se détachent sur un fond rouge foncé ; même dans la substance corticale on voit des traînées qui font suite aux rayons médullaires, et d'autres, indépendantes, moins bien marquées, dont la direction est perpendiculaire à la surface du rein. Quelques-unes de ces stries sont plus larges, en forme de coin à base périphérique. Cette base répond aux petits abcès miliaires de la surface, qui, dans les reins que nous décrirons, sont presque tous crus ; quelques-uns contiennent une gouttelette de pus. Parfois, on distingue dans la coupe quelques rares petits abcès rayonnés. En plus des stries purulentes, il existe des ecchymoses tantôt rayonnées, tantôt très irrégulières dans leur forme. Pour voir ces détails il faut examiner les reins quelques heures après la mort ; plus tard, ils sont peu distincts ; même sur un rein enlevé deux ou trois heures après la mort, l'aspect de la coupe change tellement, au bout d'une demi-heure, qu'elle n'est plus reconnaissable.

D'autres reins ont une couleur rouge sombre souvent plus intense dans la substance corticale ; ou bien sur ce fond se détachent des taches marbrées, grises, très irrégulières, et des ecchymoses. Dans cette variété, qui répond à la *néphrite diffuse infiltrée*, on voit souvent des abcès, plus communs vers la substance corticale ou vers la base des pyramides ; il est rare que ces abcès dépassent la grosseur d'une lentille.

A   6-A

Dans les deux variétés rayonnante et infiltrée, on trouve parfois des papilles effacées par la dilatation qui existait avant la suppuration; mais, comme dans les reins scléreux, les pyramides conservent le plus souvent leur forme. Il n'est pourtant pas rare de voir les papilles plus ou moins détruites, à sommet irrégulier, comme rongé, et même de trouver, à moitié détachés de la pyramide, de petits lambeaux de tissu gangrené conservant encore la forme de la papille. Il s'agit là d'une véritable nécrose microbienne, due à une énorme accumulation de microbes dans les tubes et dans le tissu cellulaire intertubulaire de la papille.

Le bassinet est toujours plus ou moins dilaté, ses parois sont épaissies, arborisées, souvent de couleur ardoisée, largement ecchymosées, à surface interne dépolie.

L'uretère présente les lésions variées de l'urétérite ascendante : son volume est rarement moindre que celui d'un crayon et très souvent il atteint la grosseur de l'index.

L'urine contenue dans le bassinet est infecte, sale, purulente, fétide. Elle contient tout au moins autant de cellules épithéliales du bassinet que de globules de pus, et une prodigieuse quantité de microbes. Le plus souvent, ce sont des bâtonnets et des coques divers ; mais, plus abondant à lui seul que toutes les autres variétés ensemble, on trouve le bacterium pyogenes. Je ne l'ai vu manquer dans aucun des nombreux bassinets examinés (excepté les deux cas dans lesquels l'infection était due au streptococcus pyogenes); cinq fois sur vingt-deux, il se trouvait à l'état de pureté.

Étude histologique et bactériologique. — Les lésions sont exactement les mêmes que celles décrites à propos de la néphrite expérimentale, sauf toutefois que presque toujours la suppuration à lieu sur un rein, qui auparavant était scléreux. Je renvoie à cette description, me limitant ici à présenter quelques remarques.

Comme chez le lapin, on peut très bien voir ici le mode de réaction si différent de l'épithélium médullaire et de l'épithélium cortical : tandis que le premier prolifère et dilate les tubes qu'il remplit, le second présente à peine quelques traces d'irritation (coloration plus vive du noyau) et subit des lésions dégénératives (état granuleux du proto- plasma, granulations graisseuses, confusion des limites cellulaires, desquamation épithéliale).

La leucocytose présente deux variétés qui correspondent à un mode variable de distribution des micro-organismes : elle présente des foyers, ou bien elle est infiltrée.

Le centre des foyers est le plus souvent un tube dilaté par les microbes : on le voit entouré de cellules embryon- naires entre lesquelles les organismes commencent à se répandre ; d'autres fois, on voit un vaisseau, rempli de bac- téries, au centre du foyer embryonnaire (il s'agit d'une embolie) ; ou encore les leucocytes se répandent autour d'un glomérule qu'ils pénètrent bientôt. Dans ce dernier cas, les microbes se trouvent surtout à la périphérie du glomé- rule, quelques-uns occupent l'espace libre entre le bouquet vasculaire et la capsule.

On trouve, le plus souvent, en même temps, ces trois variétés de foyers : canaliculaires, périglomérulaires et vasculaires ; ces derniers sont les plus rares. Quelle que soit le siège initial du foyer purulent, les microbes, et les leuco- cytes à leur suite, se répandent dans la zone qui l'entoure, ils pénètrent dans l'intérieur des tubes voisins dont les cellules dégénérées se confondent bientôt dans la masse commune. Les glomérules, alors même que l'infiltration débute autour d'eux, résistent plus longtemps, mais ils finissent aussi par ne plus être reconnaissables.

Pendant que ces phénomènes envahissants se passent à la périphérie, les éléments du centre deviennent granuleux, leur noyau se colore à peine et leur protoplasma présente des granulations ; ce sont des cellules dégénérées, peptonisées par les produits de sécrétions des microbes. Le pus se trouve constitué et seuls les organismes producteurs vivent encore : mais bientôt le milieu étant épuisé, les microbes disparaîtront eux aussi, peptonisés par leurs propres ptomaïnes. C'est pourquoi, quand on étale sur une lamelle une goutte de pus de formation récente, les organismes sont nombreux, tandis que dans les foyers plus anciens on ne peut apercevoir que leurs débris.

Dans la *forme infiltrée* on trouve aussi quelques foyers, le plus souvent médullaires, mais ce qui domine c'est l'infiltration diffuse à grande surface.

De larges étendues suppurent à la fois, et dans certaines portions on distingue dans le tissu détruit, sur le fond gris des leucocytes morts, des taches plus sombres qui dessinent les contours des épithéliums détruits. Rien ne peut mieux faire comprendre la raison de cette forme, que l'expérience déjà citée du lapin n° 14. On voit les microbes suivre les voies lymphatiques et se répandre entre les tubes : plus tard les leucocytes occuperont cette place, la nutrition ne sera plus possible dans ce milieu empoisonné, mal irrigué, et la nécrose totale en sera la conséquence.

TOPOGRAPHIE DES MICROBES. — J'ajoute à ce qui a été dit plus haut (p. 56) quelques remarques sur la localisation des organismes dans les différentes variétés d'infection simple ou combinée.

Dans *l'infection simple par le bacterium pyogenes* (Pl. II), de beaucoup la plus fréquente, les organismes se rencontrent dans les tubes médullaires et corticaux formant de gros amas, dans les espaces lymphatiques et dans les glomérules; ici ils occupent l'espace clair entre la capsule et les vaisseaux, pénètrent entre ceux-ci et traversent la capsule.

Parfois on voit un grand nombre de bacilles autour et en dehors de la capsule. Dans cette infection, comme dans toutes les autres, le nombre de glomérules présentant des microbes dans leur intérieur est restreint. On voit aussi des embolies microbiennes. Au-dessous de la capsule du rein on trouve parfois quelques petits abcès et, partis de ce foyer, les bacilles pénètrent dans les espaces lymphatiques de la capsule. Quand il existe des abcès capsulaires, on voit les bactéries accumulées dans les foyers suppurés.

Dans l'infection par le *streptococcus pyogenes* (Pl. IV, fig. 1, 2 et 3), on voit l'ascension jouer un rôle moins considérable : ce microbe se propage surtout par les voies sanguine et lymphatique. Sur deux cas que nous avons pu étudier, dans l'un il n'existait pas d'ascension ; les chaînettes avaient suivi exclusivement la voie circulatoire. (Obs. XVII.) Dans le second cas (Obs. XXIII), on trouve quelques organismes vers la pointe des pyramides, mais ils sont très rares au niveau de leur partie supérieure ; par contre on les trouve très nombreux, disséminés, sans foyer déterminé, entre les tubes de la substance corticale et dans leur intérieur. Les vaisseaux présentent des caillots dans l'intérieur desquels on trouve les chaînettes. On en voit en outre dans la capsule, surtout près de la surface du rein, ils logent dans les espaces lymphatiques élargis par l'œdème ; dans certains endroits on suit assez bien une traînée de chaînettes depuis le rein jusque dans l'épaisseur de la capsule. Dans ce cas il existe des lésions rénales suppurées fort avancées, quoique encore sans pus collecté (il s'agit de ce qui a été décrit plus haut sous le nom de forme infiltrée), tandis que dans la capsule il se trouve à peine quelques petits foyers embryonnaires. L'infection capsulaire est donc postérieure à l'infection rénale et se trouve sous sa dépendance.

Dans les *infections combinées*, on observe des résultats analogues à ceux qui ont été décrits plus haut dans les néphrites expérimentales, et en outre quelques particularités suivant les microbes associés.

1° *Bacterium pyogenes et microcoques.* — Dans les observations appartenant à cette variété, le bacterium domine : une fois les microcoques n'ont été décelés que par la culture (Obs. XVI), une autre fois on ne les voyait guère que vers le sommet de la pyramide (Obs. I), dans les deux autres cas les microcoques étaient plus nombreux : on les voyait jusque dans les tubes corticaux et ils avaient même pénétré dans le sang. (Obs. XII.)

2° *Bacterium pyogenes et un autre bacille.* (Pl. I, fig. 5.) — (Le bacille est cette petite bactérie plus grêle que le bacterium, liquéfiant la gélatine et se colorant par le Weigert ordinaire dont j'ai déjà parlé.) Trois fois j'ai trouvé ce bacille associé au pyogène. Une fois (Obs. XIII) il était aussi abondant, peut-être même plus abondant que lui, et tous deux ils avaient pénétré dans la circulation générale. Cela est démontré par les cultures du sang et par l'existence d'embolies doubles, les unes formées par ce bacille, les autres par le bacterium. Dans les canalicules du rein on voyait les deux organismes colonisant séparément.

Dans une autre observation (Obs. XIV) le bacterium domine, mais il existe un certain nombre de foyers médullaires et corticaux de l'autre bacille.

3° *Bacterium pyogenes et streptococcus pyogenes.* — Je n'ai étudié qu'un seul cas de ce genre. (Obs. XIX.)

Les deux organismes avaient pénétré dans le sang où j'ai pu les trouver même du vivant du malade : dans le rein, le streptocoque ne se trouvait guère que dans les caillots emboliques des vaisseaux, quelques chaînettes traversaient les parois pour gagner les tissus voisins. On n'en voyait

pas dans les tubes médullaires, ce qui se comprend fort bien
d'après ce que nous savons sur la difficulté d'ascension de
cet organisme. Il est probable que l'infection bacillaire existait déjà lorsqu'est survenue l'infection par le streptocoque :
cette dernière présente en effet une évolution beaucoup
moins avancée, car le nombre de chaînettes existant dans
les embolies est peu considérable.

3° *Périnéphrite suppurée*

Réunissant ici ce qui a déjà été dit sur la périnéphrite
suppurée, nous voyons que les bactéries contenues dans le
rein peuvent passer, en suivant les espaces lymphatiques,
dans le tissu conjonctif de la capsule, et inversement que,
en partant du tissu périrénal, les microbes peuvent pénétrer
dans le rein.

Ces deux propositions sont démontrées par l'observation
humaine et par l'expérimentation.

D'un autre côté, nous avons vu que les organismes contenus dans le bassinet traversent facilement ses parois. Dans
les abcès capsulaires et sous-capsulaires dont j'ai parlé plus
haut, la bactérie pyogène existait à l'état de pureté et elle se
trouvait en même temps dans le rein.

En outre, nous avons publié avec M. Hallé une observation d'abcès périnéphrétique dont le pus contenait le même
organisme à l'état de pureté : cela se comprend bien d'après
les faits nouveaux que j'apporte ici, car un abcès périnéphrétique n'est en somme qu'un grand abcès capsulaire. On
trouvera un fait de transition dans l'observation XX.

D'après ce qui précède, il me semble démontré que les
abcès périnéphrétiques d'origine rénale sont dus à la propagation, par voie lymphatique, des microbes contenus dans
le rein ou dans les bassinets.

Souvent, ils reconnaissaient pour cause le bacterium pyogenes seul ou associé à des microcoques. Il ne faut pas dire toujours, car les expériences décrites plus haut, et l'observation XXIII, enseignent que le streptococcus peut suivre le même chemin; les petites accumulations embryonnaires de la capsule étaient, en somme, dans ce cas, des abcès microscopiques.

Remarques cliniques sur la fièvre et la suppuration

Je n'étudierai que la fièvre, laissant de côté la symptomatologie des néphrites suppurées, si bien établie par M. Guyon. L'enseignement de notre maître se trouve confirmé en tous ses détails par les observations étudiées ici.

La fièvre est, dans le cas particulier du moins, l'ensemble des phénomènes de réaction de l'organisme contre l'invasion microbienne.

J'ai dit plus haut qu'elle manque souvent lorsqu'il existe de la suppuration rénale ; j'ajoute qu'il n'existe aucune relation de cause à effet entre ces deux phénomènes. Tous deux sont des manifestations de la réaction de l'organisme : dans le rein, la réaction, représentée par la lutte des phagocytes contre les microbes, aboutit à la suppuration, et, dans l'ensemble de l'économie, la réaction se manifeste par les symptômes généraux de la fièvre. Souvent, chez l'urinaire, la réaction locale, la suppuration, existe seule ; parfois aussi la réaction générale, la fièvre, est le seul phénomène, la suppuration rénale manque.

Essayons de le démontrer. Sur vingt observations avec autopsie histo-bactériologique étudiées à ce point de vue, cinq ne présentent pas de néphrite suppurée (Obs. XIX, IV, VI, XI, XVII), et chez tous la fièvre est vive, indiquant une intoxication grave; sur ces cinq malades, quatre présentent des lésions rénales descendantes, produites par l'élimination des microbes contenus dans leur sang, comme cela est prouvé par les cultures faites avec ce sang. Une fois, il n'existe même pas de lésion rénale ; à la suite de l'urétrotomie interne, le malade meurt en douze heures, avec 41° de température; or, dans son urètre et dans sa vessie, la bactérie pyogène qui l'a tué existait à l'état de pureté ; on la retrouvait dans le sang et dans les organes. Dans tous les cas, du reste, les microbes du sang ont été retrouvés dans les urines.

Cela prouve que l'infection générale est, chez les urinaires, la conséquence de la pénétration dans le sang des organismes contenus dans l'urine. S'il fallait encore une preuve, je rappellerai les expériences de néphrites déjà étudiées ; si l'animal meurt spontanément, le microbe injecté dans l'uretère se trouve dans le sang du cœur; si l'animal est sacrifié, il peut se faire que la lésion soit encore toute locale. Si, au lieu de faire l'injection dans l'uretère, on la fait dans la vessie et qu'en même temps on pratique une plaie vésicale, l'animal meurt par infection générale sans présenter de lésions rénales.

Sur les quinze observations de néphrites suppurées, huit fois le malade meurt après une longue période d'apyrexie, sans la moindre élévation de température (Obs. I, II, V, X, XIII, XVIII, XVI, VIII) ; on trouve dans ce nombre les reins les plus suppurés. Sur sept malades restants, trois ont présenté une élévation de température ultime durant respectivement un, deux et trois jours (Obs. XXI, XXII, XXIII); elle marque la pénétration des microbes retrouvés dans le sang deux fois sur trois. Ces trois malades étaient âgés de 70, 60 et 54 ans; ce dernier, arrivé au dernier degré de la cachexie, avait un cancer vésical. Les quatre autres malades fébricitants (Obs. VII, XII, IX, XX) ont présenté cette fièvre à grandes oscillations, décrite comme symptôme de la néphrite suppurée; l'un d'eux était un enfant de 4 ans et demi, deux avaient moins de 60 ans ; un seul, âgé de 73 ans, était un vigoureux vieillard de la campagne ; deux fois sur quatre le microbe pathogène est retrouvé dans le sang.

Ces chiffres démontrent :

1° Que la fièvre est due à la pénétration des organismes dans le sang ;

2° Qu'elle existe sans lésion rénale suppurée (cinq fois sur douze) ;

3° Que dans plus de la moitié des cas elle manque dans la néphrite suppurée des vieillards (huit fois sur quinze) ;

4° Que lorsqu'elle existe elle se manifeste par une élévation de température durant quelques jours chez les malades non épuisés ; de un à trois jours chez ceux qui sont épuisés par l'âge ou la cachexie (cancer).

Étudions maintenant pourquoi la fièvre manque dans certains cas et pourquoi elle existe dans d'autres. Il faut étudier les deux facteurs nécessaires à la production de la fièvre : 1° le microbe ; 2° la capacité de réaction de l'organisme.

(a) *Le microbe.* — Lorsque les micro-organismes sont très virulents, on peut voir la fièvre survenir, même chez des malades épuisés ; c'était le cas des trois malades cités plus haut.

C'est là une règle générale applicable à toutes les variétés d'infection urinaire, puisque sur ces trois malades l'un appartient à l'infection simple par le streptococcus pyogenes, les deux autres à deux variétés d'infections combinées.

Si nous prenons l'ensemble de nos observations, il est facile de démontrer que le même organisme chez des malades différents, agit d'une façon dissemblable sous le point de vue de la fièvre ; je citerai deux exemples de chaque variété :

Infection simple par le bacte- { Obs. VIII. — Sans fièvre.
rium pyogenes. { Obs. IX. — Avec fièvre.

Infection simple par le strep- ⎰ Obs. XXIII. — Simple élévation ter-.
tococcus pyogenes. ⎱ [minale.
{ Obs. XVII. — Fièvre.

Infection combinée. ⎰ Obs. XVI. — Sans fièvre.
⎱ Obs. XII. — Fièvre.

Ci-joint les courbes de ces malades détachées des observations.

(Obs. VIII). (Obs. IX)

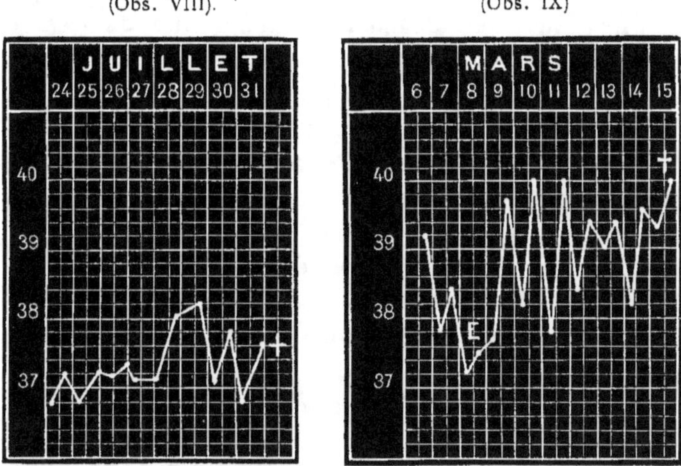

Infection simple par le bacterium pyogenes.

Ce qui précède nous enseigne que toutes les variétés d'infection peuvent ou non être fébriles, et cela de par la virulence du micro-organisme causal ; mais en comparant les courbes des différentes variétés on observe quelques particularités. C'est ainsi que sur onze malades à infection simple par le bacterium pyogenes, six ont de la fièvre et cinq n'en ont pas.

La proportion est à peu près la même pour les infections combinées, où nous trouvons quatre fébricitants sur sept malades. Dans les deux cas d'infection pure par le streptocoque, la fièvre a existé et nous la trouvons encore dans le seul cas d'infection combinée avec ce microbe que nous ayons observé : chez ce dernier malade la fièvre ne dure qu'un jour, le malade étant trop épuisé par un cancer de la vessie.

L'infection par le streptocoque paraît donc plus constamment fébrile, elle se rapproche plutôt de l'infection chirurgicale ordinaire que de l'infection par le bacterium pyogenes, mais elle subit quand même l'influence du terrain, puisque dans un cas la pénétration des chaînettes dans le sang n'a pu produire qu'une élévation ultime de 39°.

(*b*) *Le malade.* — La question de virulence est toujours là pour empêcher de tirer des conclusions trop absolues, mais de l'analyse des observations citées, il ressort avec la dernière évidence que la réaction de l'organisme varie suivant les conditions particulières de l'individu, la virulence des microbes restant la même.

Prenons deux exemples pour la bactérie pyogène. Le malade de l'obs. VIII meurt sans fièvre; le bacille est retrouvé pur dans le sang et se montre très virulent dans les expériences sur les animaux. Un autre malade, celui de l'obs. XII, présente des phénomènes fébriles intenses, le bacille pris dans le sang est, comme celui du cas précédent, très virulent pour les animaux.

On peut donc observer avec des virulences analogues des effets dissemblables. Expérimentalement on sait que pour les organismes pathogènes, à virulence égale, l'animal le plus jeune présente une intoxication plus intense.

L'urinaire est presque toujours un vieillard, et si l'on étudie en détail chaque observation, on verra que l'âge joue un grand rôle dans les manifestations fébriles.

Tous les malades cités ici et qui n'ont pas eu de fièvre

étaient âgés de soixante-huit ans et au-dessus. Deux
d'entre eux n'avaient que cinquante-neuf et soixante-deux

(Obs. XVII)

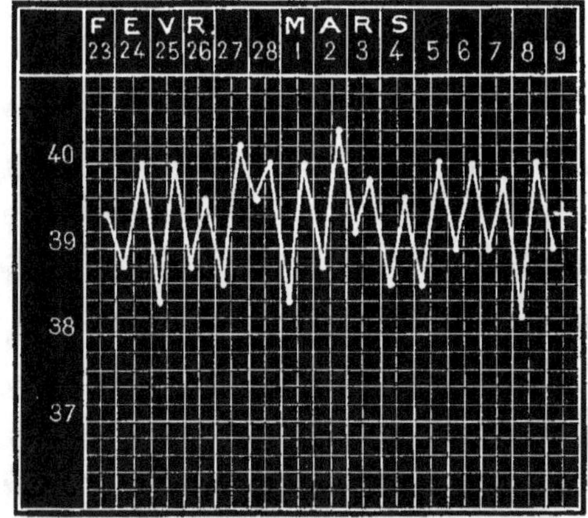

(Obs. XXIII)

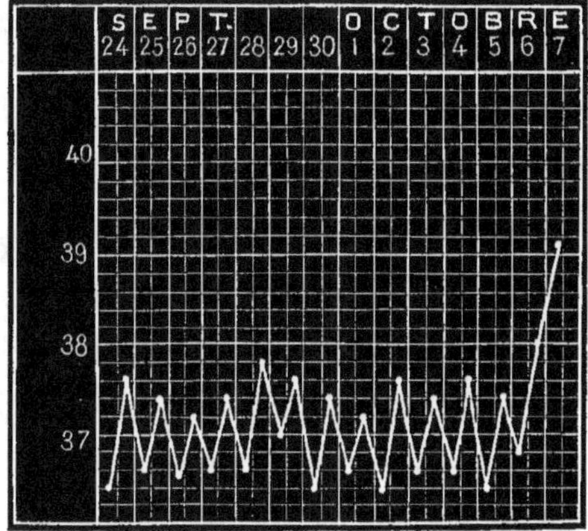

Infection simple par le streptococcus pyogenes.

ans, mais tous deux, très cachectisés, avaient un cancer
de la vessie. C'est qu'en effet, l'âge n'est qu'une des

conditions du problème. La vieillesse intervient parce
qu'elle produit une cachexie ; si celle-ci est amenée
par d'autres conditions, le résultat sera le même : le défaut
de réaction ou la réaction incomplète de l'organisme à

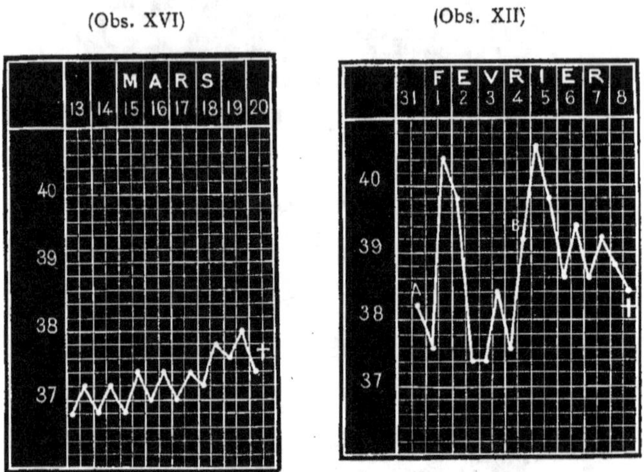

Infection combinée.

l'état morbide d'un de ses organes (indépendance fonctionnelle) ou même à l'infection du sang.

Encore un exemple : le malade de l'observation XXIV entre
dans le service, en mars 1888, avec un cancer de la vessie
au début. Pendant son long séjour à l'hôpital, il présente des
phénomènes fébriles à différentes époques. Lentement, il
s'affaiblit. Au début, la polyurie atteignait quatre litres, la
quantité d'urée s'élevait à vingt-six grammes par jour ; pendant les deux derniers mois de sa vie, la fièvre disparaît,
la quantité d'urine descend à un litre et l'urée se réduit à
quatre grammes. Le 10 octobre, le malade meurt presque
anurique avec une petite élévation de 39° durant une seule

après-midi. A l'autopsie, ses reins étaient largement suppurés, les microbes existaient dans le sang. Lorsque la santé
générale était bonne, le malade réagissait, puis, l'organisme
vieilli, tombé en déchéance n'a plus lutté contre l'invasion
ultime.

Le caractère général de la fièvre des urinaires est de procéder par poussées; or, nous venons de l'établir, ces accès fébriles reconnaissent pour cause la pénétration des microbes dans le sang et l'action des substances solubles qu'ils produisent. L'élimination des micro-organismes par les reins détermine des lésions variables; on peut les distinguer en trois groupes, suivant les formes cliniques présentées par la fièvre qui les accompagne souvent, et qui traduit, non pas la lésion rénale, mais bien l'intoxication générale qui la produit.

1° Forme foudroyante, ne durant que quelques heures — congestion ou hémorragie parenchymateuse du rein ;

2° Forme aiguë, durant de deux à six ou sept jours — lésions rénales diffuses avec prédominance hémorragique; de diapédèse; — épithéliale ;

3° Forme subaiguë plus ou moins prolongée ; abcès miliaires.

Ces différentes variétés, qui présentent une grande analogie avec les néphrites médicales, sont bien connues au point de vue clinique : au point de vue anatomo-pathologique elles n'ont pas été étudiées, je crois, chez les urinaires.

Les observations de ce mémoire contiennent plusieurs

exemples dont les principaux caractères seront résumés dans ce chapitre.

Avant de décrire les altérations anatomiques, il faut bien dire qu'elles peuvent toutes être observées comme lésion ultime chez les urinaires apyrétiques. Le plus souvent, la fièvre existe en même temps, car la pénétration des organismes dans le sang, condition préalable, nécessaire de ces néphrites, provoque d'habitude la réaction générale; mais cette réaction peut manquer, comme je l'ai vu chez trois malades qui contenaient les bactéries dans leur sang (Observations II, V, et VIII).

1° *Forme suraiguë*

Lorsque la mort survient en quelques heures, le rein ne présente d'autres lésions que celles de la congestion simple ou hémorragique. Chez les urinaires, on peut voir de ces morts presque subites à la suite d'interventions chirurgicales même légères. Le traumatisme facilite l'introduction des micro-organismes et, très probablement, favorise l'absorption des poisons déjà produits par eux et qui se trouvent dans l'urine.

Un fait très probant est celui du malade de l'observation IV, car chez lui il n'existait pas de lésions rénales antérieures pouvant embrouiller l'étude des altérations anatomiques.

C'était un homme, jeune encore, présentant un rétrécissement traumatique de l'urètre. A la suite de l'urétrotomie interne, sans sonde à demeure, il fut pris, une heure et demie après l'opération, d'un violent frisson. La température monta à 40°2, de nouveaux frissons se présentèrent dans la journée, et le soir, douze heures après l'opération, le malade mourut.

Il n'est pas besoin de longue discussion pour établir la

cause de la mort, car en arrière du rétrécissement existait un clapier urétral dont le pus contenait à l'état de pureté le *bacterium pyogenes*, bactérie qui fut retrouvée quelques heures après la mort, dans le sang, dans les reins et dans les urines du bassinet. Que le microbe soit la cause de la mort, cela est démontré par sa généralisation à l'état de pureté et par son existence préalable au niveau de la plaie. Que la pullulation indubitable de cet organisme soit la seule cause de la mort, ou, ce qui est plus logique, que la terminaison fatale soit due à cette pénétration et à l'action des ptomaïnes contenues dans l'urine, c'est une discussion théorique qui peut être laissée de côté.

Les reins de ce malade, très soigneusement étudiés, n'ont pas montré de lésions récentes. Quelques ecchymoses sous-capsulaires légères et une forte congestion existaient dans ces organes comme dans les autres viscères. Cette absence de lésions rénales cadre bien avec la rapidité foudroyante de l'intoxication. Parfois on observe des hémorragies interstitielles d'autant plus abondantes que le rein était déjà au préalable plus altéré. Ces hémorragies siègent surtout dans la substance corticale ; le sang s'infiltre entre les tubes, il pénètre dans leur intérieur (cylindres hématiques), il entoure les glomérules ; dans l'intérieur de ceux-ci, il existe aussi du sang qui provient de la rupture des vaisseaux intraglomérulaires. Ces hémorragies sont plus fréquentes dans les zones sclérosées du rein et dans le voisinage des glomérules fibreux ; on comprend cette particularité, car la pression du sang doit être bien plus forte au niveau de l'artériole afférente d'un glomérule imperméable. Ce siège des hémorragies dans les régions les plus sclérosées explique pourquoi on trouve souvent des taches ecchymotiques au niveau des points déprimés de la surface du rein (Pl. III, fig. 2).

Expérimentalement, il est facile de produire, avec le

bacterium pyogenes, l'infection générale foudroyante, en se
servant pour l'inoculation, d'une source très virulente.
Dans ces cas, les organismes se retrouvent dans le rein
comme dans les autres organes, mais au microscope on ne
voit d'autres lésions que celles de la congestion, et, dans
certaines expériences, quelques petites hémorragies corticales et des lésions épithéliales.

2° *Forme aiguë*

Si l'intoxication générale est moins rapide, pour peu que
l'élimination des organismes par le rein ait une durée de
deux à trois jours, on observe des lésions rénales diffuses,
dont il existe trois variétés bien distinctes, suivant la prédominance de tel ou tel phénomène. Souvent ces altérations existent simultanément.

Dans tous ces cas, à l'œil nu, le rein paraît simplement
congestionné, il est rouge, un peu gros, et, enlevé cinq ou
six heures après la mort, il saigne à la coupe. Les altérations que je décris ont été prises pour de simples congestions rénales.

a) Forme à prédominance hémorragique. — Elle répond
à la description faite à propos de l'intoxication foudroyante.

b) Forme à prédominance épithéliale. — En prenant toujours comme type un rein sans lésions antérieures, on voit
(Obs. VI et XII) que les lésions de la substance corticale
sont prédominantes. Les vaisseaux sont gorgés de sang.
L'épithélium des tubes contournés est trouble ; les cellules,
granuleuses, laissent mal voir leur noyau, et dans le protoplasma on distingue des granulations graisseuses.

Dans certains tubes on ne distingue plus les limites cellulaires ; d'autres sont remplis de cellules desquamées ou contiennent des cylindres. Les *glomérules* sont irrités ; les
cellules de l'endothélium de la capsule prolifèrent et se

desquamant, le bouquet vasculaire est plein de noyaux interstitiels et, dans l'espace qui le sépare de la capsule, on voit parfois un petit épanchement sanguin ; plus souvent le paquet vasculaire, gonflé, s'applique contre l'endothélium. Le tissu conjonctif intertubulaire est sain, seules les cellules migratrices sont plus abondantes qu'à l'état normal.

Toutes les lésions peuvent être limitées aux tubes contournés et à une légère prolifération de l'épithélium des tubes droits de la substance corticale, ou bien la substance médullaire est prise elle aussi. Le malade de l'observation VI présente dans un rein des lésions uniquement corticales, et, dans l'autre rein, des lésions médullaires moins avancées que les corticales. Cela paraît bien indiquer que les lésions *descendent* de haut en bas.

Dans la substance médullaire, on remarque la même intégrité du tissu conjonctif que dans la portion corticale, mais les épithéliums réagissent en se multipliant et en prenant la forme cubique. Souvent on voit des cylindres granuleux ou hyalins dans les tubes droits et même dans les anses de Henle.

(c) *Forme avec prédominance de diapédèse* (Pl. III, Fig. 3). — Comme les précédentes, cette forme peut se voir sur des reins sains jusqu'alors, mais plus souvent elle existe dans les reins atteints antérieurement de néphrite scléreuse, et volontiers la diapédèse est à son maximum autour et dans le voisinage des glomérules. Ce siège est explicable par les raisons données déjà pour les localisations hémorragiques ; c'est au niveau de l'endroit où les vaisseaux se trouvent oblitérés que la pression est plus forte ; là aussi, le courant doit se ralentir à la périphérie du vaisseau encore perméable, et l'accumulation des microbes et des globules, puis la diapédèse de ceux-ci devient plus facile. On voit très bien les détails de cette forme diapédétique dans les préparations de l'obs. X.

Lorsque l'infiltration des globules blancs se fait auprès d'un glomérule perméable, on voit les leucocytes travérser la paroi de la capsule ; ils pénètrent aussi dans l'intérieur des tubes contournés.

Quand on étudie ces lésions anatomiques et que l'on sait combien il est fréquent de voir chez les urinaires, à des intervalles variables, des poussées avortées d'infection, on ne peut s'empêcher de penser que l'organisation en tissu adulte de ces foyers embryonnaires doit jouer un certain rôle dans la distribution irrégulière de la sclérose.

3° *Forme prolongée*

De la diapédèse à la suppuration, il n'y a qu'un pas ; si l'infection se prolonge, la destruction des leucocytes et des éléments du tissu survient (Voir page 7), et le pus se trouve constitué.

Ces foyers de suppuration se font autour des embolies microbiennes, faciles à constater par les procédés de coloration. L'infection par le streptococcus pyogenes prête bien à l'étude du mode de formation de l'embolus ; on peut en suivre les différentes périodes. Au début, les chaînettes se trouvent contre la paroi du vaisseau dans un reticulum de fibrine, le vaisseau est encore perméable, plus tard il se forme un caillot et on voit les organismes pénétrer entre les globules et s'y multiplier de plus en plus, jusqu'à ce qu'ils remplissent complètement la cavité du vaisseau ; déjà quelques-uns se répandent autour du vaisseau dont ils traversent la paroi, les leucocytes arrivent et forment une couronne embryonnaire à l'embolus, puis la suppuration survient. C'est ainsi que se forment les abcès miliaires emboliques ; parfois ces abcès ont, dans les pyramides,

une forme allongée, ce qui est dû à ce que l'embolus pri-
mitif est plus ou moins prolongé dans le capillaire radié.
Dans la substance corticale, la forme des abcès est pyramidale à base périphérique, suivant encore ici la distribution des vaisseaux, ou bien elle est arrondie. Quand ils
siègent dans l'épaisseur même du parenchyme cortical, tous
les abcès miliaires des reins ne présentent pas ce même
mode d'origine; rappelons que dans les néphrites suppurées
ascendantes, la portion périphérique des colonnes rayonnées purulentes péritubulaires forme de petits abcès
miliaires.

Le plus souvent, on rencontre dans le même rein les
lésions suppurées ascendantes et descendantes sur lesquelles
j'ai déjà insisté. Dans un certain nombre de cas, on peut
voir uniquement des abcès miliaires emboliques semblables
à ceux qu'on produit parfois chez le lapin, dans le rein du
côté opposé à la ligature urétérale, après injection de
cultures microbiennes. Même dans ces cas, les microbes se
répandent dans le tissu du rein, ils pénètrent de dehors en
dedans dans l'intérieur des canalicules et vont former des
nouveaux foyers, centres de suppuration.

CONCLUSIONS

La conception d'ensemble qui se dégage de ce travail peut être résumée dans les propositions suivantes :

En cas d'obstacle au cours de l'urine, il existe une *période aseptique* caractérisée par la dilatation, puis par l'atrophie des canalicules du rein accompagnée d'un léger degré de *sclérose non inflammatoire*. On peut même voir, chez les urinaires, des oblitérations aseptiques semblables à celles produites expérimentalement.

A un moment donné, le plus souvent par le fait du chirurgien, les organismes pénètrent dans la vessie et y pullulent ; les lésions deviennent *infectieuses*.

Le microbe qui joue le principal rôle est le *bacterium pyogenes* qui, à lui seul, cause seize infections sur vingt-cinq ; les neuf autres ont été produites : sept fois par la même bactérie associée à un bacille, à des microcoques, ou au streptocoque pyogène, deux fois par le seul streptocoque.

L'infection *locale* du rein, comme l'infection *générale*, peut donc être *simple*, produite par une seule espèce de microbes, ou *combinée*, résultant de l'action de plusieurs espèces agissant d'une façon simultanée.

Les microbes arrivent au rein par la *voie ascendante* urétérale, ou par la voie *descendante* circulatoire. Très souvent les lésions sont à la fois ascendantes et descendantes.

Dans le rein, les micro-organismes se propagent par les canalicules et par les espaces lymphatiques ; ils peuvent, en suivant cette dernière voie, sortir du rein ou du bassinet et produire des *abcès périrénaux*.

Quand les organismes arrivent au rein par la *voie ascendante*, ils produisent, suivant leur virulence : (*a*) la *sclérose simple*, avec foyers embryonnaires sans suppuration ; (*b*) la *néphrite suppurée*.

Dans les cas de sclérose latente, même sans polyurie, le diagnostic de la lésion peut être établi par la présence simultanée de trois symptômes presque constants : l'*albuminurie*, en général légère, la *diminution de la quantité d'urée*, la présence de *cylindres* dans les urines.

La fièvre urineuse est due à la pénétration des microbes dans le sang et à la *réaction de l'organisme ;* si celui-ci est affaibli par l'âge ou par la cachexie, la fièvre manque ou ne se manifeste que par une élévation finale. Toutes choses égales sous le rapport de la capacité de réaction de l'organisme, la fièvre est plus intense si la *virulence* des microbes est augmentée.

Dans plus de la moitié des cas de *néphrite suppurée* suivis de mort, la *fièvre manque* totalement ; cela est dû à la déchéance de l'organisme, habituelle chez l'urinaire. La fièvre et la suppuration du rein n'ont *pas de rapport de cause à effet;* toutes deux étant dues à l'infection microbienne, elles peuvent coexister.

Quand les microbes *s'éliminent* par les reins après avoir été absorbés dans les voies urinaires, ils peuvent ne produire que de la *congestion* ou des hémorragies dans les cas d'*infection foudroyante;* si l'élimination dure plus longtemps, on observe une néphrite diffuse avec prédominance des lésions *hémorragiques épithéliales* ou *diapédétiques.* Si l'infection est plus prolongée encore, il se produit une néphrite suppurée due à des *embolies* microbiennes.

On doit être sobre d'interventions pendant la période aseptique des urinaires. Pendant la période septique, il faut, préalablement à toute opération sanglante, pratiquer l'examen bactériologique de l'urine; craindre surtout le bacterium pyogenes et le streptocoque. Si ces microbes existent dans les urines, il est nécessaire de rendre le milieu vésical aseptique, autant que possible, pendant plusieurs jours avant l'opération; toute intervention sera très rigoureusement aseptique, et, même pour le simple cathétérisme, on doit s'entourer de toutes les précautions usitées pour les opérations sanglantes.

On peut, en négligeant ces précautions, causer la mort des malades.

OBSERVATIONS

OBSERVATION I.

Résumé. — *Cancer de la vessie ; oblitération de l'uretère droit ; lésions expérimentales, exactement semblables à celles de la ligature aseptique ancienne de l'uretère ; urétérite avec dilatation à gauche ; pyélonéphrite suppurée diffuse détruisant presque complètement le rein ; mort sans fièvre par insuffisance rénale ; les lésions suppuratives du rein gauche étaient dues à une* infection ascendante combinée, *produite par le bacterium pyogenes et par une autre bactérie.*

Le nommé Gaucher Jules, âgé de 59 ans, profession journalier, entré le 2 février 1888, salle Saint-Vincent, lit n⁰ 25. Pas d'antécédents urinaires. Début il y a huit mois, par hématurie de sang clair abondant qui venait pendant toute la miction. Cette hématurie dure cinq mois sans discontinuer. Depuis trois mois l'hématurie est moins abondante et des symptômes de cystite sont survenus, mictions douloureuses, fréquentes surtout.

A son entrée le malade est un homme maigre, de teint jaunâtre, cachectique, il se plaint surtout des symptômes de cystite mentionnés ci-dessus. Depuis quelques mois il est très constipé et dit sentir un peu d'engourdissement des membres inférieurs sans douleurs véritables.

Les urines, dont la quantité est de deux litres par jour, déposent un mélange de sang et de pus, la partie qui surnage restant trouble ; elles sont légèrement albumineuses.

L'urètre est libre et laisse passer un explorateur n⁰ 20 ; dans la région prostatique on sent la bougie serrée, et cette portion du canal saigne à l'exploration.

La vessie se vide bien, elle est douloureuse à la distension, insensible au palper hypogastrique.

La prostate apparait, au toucher, grosse et dure.

Les reins sont sensibles à la pression, surtout celui du côté gauche, ils ne paraissent pas augmentés de volume. Le malade dit avoir eu à plusieurs reprises des douleurs lombaires.

Les testicules sont sains.

Dans l'aine droite on constate quelques petits ganglions inguinaux.

L'état général est mauvais, l'appétit presque nul, l'estomac intolérant, la langue sèche et sale, et le malade nous dit avoir beaucoup maigri depuis quelques mois.

Sous l'influence du repos, l'hématurie diminua pendant le séjour du malade à l'hôpital, et quinze jours après son entrée, ce phénomène avait cessé. Les urines étaient ammoniacales, elles déposaient une assez abondante couche de pus et restaient troubles au-dessus. Les lavages boriqués à 8 % ne modifiaient guère le caractère des urines, mais ils amenèrent une grande amélioration des symptômes de cystite.

Pendant quelques jours le malade se plaignit de douleurs lointaines, apaisées par les ventouses, et, sans avoir eu de fièvre, s'affaiblissant de plus en plus, il mourut dans le dernier degré de l'amaigrissement, le 26 mars.

Autopsie tardive, trente heures, temps froid.

Ce malade présente au niveau du *bas-fond de la vessie*, se développant surtout du côté droit, un épithélioma papillaire qui envahit toute l'épaisseur de la paroi vésicale.

L'uretère droit se trouve compris dans la tumeur qui envahit ses parois et a produit une oblitération complète du conduit. Au-dessus, l'uretère apparaît plus gros que le petit doigt, ses parois très minces laissent voir par transparence son contenu clair et limpide.

Le *rein* et le *bassinet* forment une petite tumeur ovalaire, longue de six centimètres et demi et large de quatre centimètres. Comme l'uretère, le bassinet présente des parois très amincies. Il contient un liquide clair de réaction acide, dans lequel l'urée existe en petite quantité.

Le *rein droit*, dont la capsule se détache avec facilité, ne pèse que 38 grammes ; sa surface est lisse et on y voit un petit kyste transparent. A la coupe il apparaît formé par une coque creusée d'une série de dépressions qui surmontent les calices dilatés ; l'épaisseur de la substance rénale varie de trois millimètres à un centimètre. On ne distingue plus les papilles, qui sont représentées par des dépressions, et c'est à peine si quelques petits vaisseaux béants à la coupe montrent la voûte sus-pyramidale.

L'uretère gauche est plus gros que celui du côté droit et, contraste frappant, ses parois sont épaissies, arborisées. Il en est de même du bassinet qui est dilaté et dont les parois épaissies, arborisées, présentent quelques ecchymoses.

Le rein gauche forme contraste avec le rein droit : il est atteint de néphrite suppurée. Il pèse 130 grammes. La capsule très épaissie est fibro-lipomateuse, elle se sépare sans grande difficulté. La surface du rein est légèrement bosselée, de couleur rouge sombre, avec des taches ecchymotiques : on y distingue deux petits abcès miliaires et quelques rares kystes à contenu limpide ou puriforme. Au microscope, le liquide de ces derniers est formé par des cellules épithéliales en dégénérescence ; il ne contient pas de microbes.

A la coupe, on constate que le rein est mou, la substance rénale apparaît creusée de quelques dépressions correspondant aux calices dilatés : son épaisseur n'est à ce niveau que de huit à dix millimètres, tandis qu'ailleurs elle atteint jusqu'à trois centimètres. Les deux substances sont absolument confondues presque partout, mais dans certains endroits on les distingue encore assez bien. Les papilles présentent leur sommet érodé irrégulièrement, quelques-unes même ont une extrémité mortifiée, noirâtre, détachée en partie.

Le bassinet et les calices sont fort dilatés, à parois épaissies, arborisées, ecchymotiques et dépouillées en partie de leur épithélium.

Quelques vaisseaux de la voûte suspyramidale restent béants à la coupe.

Pas d'autres lésions dans les différents viscères.

ETUDE HISTOLOGIQUE. — *Rein droit.* C'est une oblitération aseptique simple de l'uretère. Dans la *substance médullaire,* on voit du tissu conjonctif entre les tubes dont la plupart sont très diminués de calibre et contiennent des cylindres hyalins ou granuleux. Les tubes, détruits par la pression du tissu interstitiel, arrivent à ne plus être représentés que par des fentes, et, suivant le degré de la lésion, leur épithélium est simplement nucléaire ou à peine reconnaissable. Quelques tubes apparaissent dilatés, revêtus d'un épithélium aplati. Dans la *substance corticale,* on voit la disposition normale des lobules assez accusée dans certaines parties, par suite de la dilatation des tubes droits ; mais tout le labyrinthe est tassé, les glomérules sont rapprochés les uns des autres.

Le tissu conjonctif, interposé aux tubes, est d'abondance variable et il présente un assez grand nombre d'éléments cellulaires sans qu'il existe de foyers d'infiltration embryonnaire. Les tubes droits dilatés ont un épithélium nucléaire ; les contournés sont tantôt diminués de calibre, tantôt élargis ; ils présentent un épithélium nucléaire qui parfois remplit la lumière du tube, ou encore on voit des cylindres hyalins. Quelques petits kystes à épithélium aplati sont formés par la dilatation d'un segment de tube contourné. Les glomérules sont petits, ratatinés sur eux-mêmes, ils conservent, sauf un léger épaississement de la capsule, leur structure normale ; un certain nombre de ces corpuscules sont atrophiés, d'autres, encore assez nombreux, sont dilatés : le paquet vasculaire se trouve alors repoussé par un liquide clair ou légèrement muqueux, et la capsule conserve son endothélium. Les artères sont atteintes d'endartérite.

Le rein gauche est un ancien rein scléreux, atteint d'une néphrite diffuse suppurée. Dans la substance *médullaire,* mieux conservée,

A

on voit dans un tissu scléreux des tubes à différents degrés d'atrophie. Par places, quelques tubes dilatés sont remplis de cellules. lymphatiques qui se mêlent à l'épithélium nucléaire ; en dehors du tube existe un manchon de cellules embryonnaires, allongé en fuseau.

Dans les endroits ainsi altérés, la paroi du tube n'est plus reconnaissable, et la place du canalicule est simplement marquée par le tassement des éléments cellulaires. Entre les tubes les capillaires montent gorgés de sang.

La substance corticale est presque complètement détruite ; dans certains endroits elle est formée par un tissu se colorant mal, vaguement fibrillaire, uniformément infiltré par des cellules peu distinctes, dégénérées, entre lesquelles on distingue encore, par leurs contours plus accusés, des cellules épithéliales formées par des blocs granuleux jaunâtres. Par places les lésions sont moins avancées, et on reconnaît encore des débris de tubes dans le tissu infiltré. Dans les points les moins altérés, on voit des bandes rosées représentant une ancienne sclérose inter-tubulaire. Les glomérules de ce rein ont relativement bien résisté : ils sont pourtant petits et si, dans certains d'entre eux, il existe encore un espace clair entre le paquet vasculaire et la capsule sans endothélium, pour la plupart ils semblent ne pas avoir de capsule, et le paquet vasculaire tend à se confondre avec le tissu qui l'entoure.

Bactériologie. — *Rein gauche* (trente heures). — Les *abcès miliaires* montrent sur les lamelles quelques rares bactéries pyogènes, pas d'autres organismes, mais les cultures ont toujours liquéfié secondairement, après avoir montré au début la tige type du bacterium pyogenes. Cette liquéfaction n'est pas due à des micrococques, car on ne trouve dans les préparations que des formes bacillaires. Le *rein droit* n'a pas été ensemencé.

Sur les coupes du rein gauche nous avons vu, au niveau de certains foyers embryonnaires, un très grand nombre de courtes bactéries, d'autres étaient contenues dans l'intérieur des tubes encore visibles. Nous ne saurions dire quelle est cette bactérie, mais nous pouvons affirmer que ce n'est point le bacterium pyogenes, car nous l'avons décelée avec la nouvelle méthode de Weigert, employée sans modification, qui ne colore pas ce dernier bacille. Les cultures nous ont montré en outre l'association des micro-organismes dans ce rein. Nous sommes forcé de conclure de ces faits qu'il s'agit ici d'une *infection rénale combinée*, produite par deux bacilles à la fois.

Dans le rein droit, nous n'avons pas pu déceler des microbes par les procédés de Weigert et de Kühne.

OBSERVATION II

Résumé. — *Cancer de la vessie; oblitération aseptique d'un uretère enserré par la tumeur ; lésions rénales reproduisant celle de la ligature aseptique déjà ancienne. Pyélonéphrite suppurée ascendante diffuse du côté opposé ; abcès dans la capsule et sous-capsulaires contenant la bactérie pyogène pure ; dans le parenchyme du rein ce microbe prédomine, mais quelques rares coques ont pénétré. Le rein oblitéré aseptiquement présente quelques rares bactéries pyogènes pures apportées par la circulation générale ; pas de fièvre, la cachexie cancéreuse ayant empêché la réaction.*

Le nommé *Deville*, âgé de 62 ans, entre le 31 janvier 1888, salle Civiale, lit n° 26.

Soigné il y a sept ans, à Lariboisière, pour des troubles vésicaux et des accidents de prostatisme, il sortit guéri de l'hôpital.

Depuis deux ans le malade présentait des phénomènes de cystite, quand il est entré à Necker.

A l'examen, on constate que les *urines*, très fétides, en quantité normale, sont chargées de pus glaireux et contiennent une petite quantité de sang. L'*urètre* est libre. La *vessie*, très douloureuse au contact et à la distension, se vide mal, elle reste grosse après les mictions qui sont fréquentes et douloureuses. La *prostate* est grosse, bosselée. Les *reins* douloureux à la pression, ne sont pas sentis au palper. Le malade accuse parfois des douleurs lombaires spontanées peu intenses. Pas de fièvre, mais mauvais état général ; le malade est maigre, abattu.

Peu à peu le malade s'est affaibli en présentant un aspect cachectique. Ses urines étaient troubles, avec un énorme dépôt, alcalines à l'émission, d'odeur infecte et charriaient parfois des fragments de néoplasme. Examinées à plusieurs reprises au point de vue de l'urée et de l'albumine, elles se sont toujours montrées pauvres en urée et assez albumineuses, en dehors de la pyine. (Le résultat des examens a été égaré, je sais seulement que le 15 février, il y avait 3 grammes 84 d'urée, et 1 gramme 20 d'albumine par litre.)

Le 29 mars, ce malade est mort cachectique.

Autopsie. — Les reins ont été enlevés *douze heures* après la mort, par un temps très froid.

Rein gauche, poids 185 grammes. La capsule très épaisse se détache avec difficulté, surtout près du hile. Sous la capsule, entre elle et le rein, on voit un grand nombre de *petits abcès* dont les plus grands atteignent la grosseur d'une lentille. Quelques-uns de ces abcès sont ramollis, la plupart à demi-crus. La surface du rein, de couleur rouge, présente quelques étoiles de Verheyen et des dépressions irrégulières peu profondes.

A la coupe, congestion marquée, surtout dans la substance corticale : les deux substances sont distinctes et leurs rapports conservés. Dans la substance médullaire je trouve un petit abcès ; pas de pus ailleurs, mais tout le parenchyme est ramolli, et deux heures après avoir été retiré du cadavre, le rein présente la teinte bleuâtre et l'odeur de la putréfaction.

Le *bassinet* très congestionné, arborisé, à parois épaissies, mais non dilaté, contient un liquide puriforme dans lequel nagent de petits flocons grisâtres.

L'*uretère* est atteint d'urétérite sans dilatation.

Le *rein droit* très petit ne pèse que 40 grammes. La capsule, très mince, se détache bien. La surface du rein est rouge, elle présente quelques étoiles et est légèrement bosselée ; on y voit un petit kyste transparent.

A la coupe, la substance rénale est très atrophiée, et cela dans les deux portions ; au niveau des calices dilatés elle atteint à peine un centimètre. Les pyramides, bien distinctes de la substance corticale, sont érodées à leur sommet qui est élargi, irrégulier ; quelques-unes ont perdu la moitié ou les deux tiers de leur hauteur. Entre les pyramides descendent très loin les colonnes de Bertin très amincies. Les vaisseaux sus-pyramidaux sclérosés restent béants à la coupe.

Bassinet très dilaté, coiffé par le rein : les parois sont minces : il contient un liquide clair.

Uretère très dilaté, à parois minces, translucides ; en bas il traverse un prolongement de la tumeur vésicale et se trouve oblitéré à ce niveau.

Vessie présente un énorme cancer de la grosseur de deux poings, la remplissant complètement. A droite, la tumeur dépasse les limites de la vessie, et envahit les ganglions qui adhèrent aux vaisseaux iliaques.

Prostate, Uretère sains.

Étude histologique. — *Rein droit.* L'atrophie de ce rein porte sur les deux substances corticale et médullaire, les lésions ressemblent à celles produites chez le lapin par la ligature aseptique de l'uretère. Dans la substance médullaire on voit un tissu conjonctif encore très cellulaire, à organisation plus ou moins avancée, qui sépare des tubes ou des débris des tubes.

Les canalicules présentent une paroi qui se confond avec le tissu interstitiel ; pour la plupart ils sont très diminués de calibre, et ils contiennent soit un épithélium nucléaire, soit des cellules dont le protoplasma granuleux jaune sombre indique encore la nature épithéliale.

Quelques rares canaux sont dilatés, leur lumière étant limitée par des cellules aplaties

Dans la substance corticale, un tissu conjonctif fasciculé, peu dense, sépare les tubes ; ceux-ci sont parfois dilatés avec une couronne de cellules épithéliales embryonnaires, ou bien leur calibre diminue, l'épithélium subit des lésions de dégénérescence, et la paroi du tube se confond avec le tissu conjonctif. Par places, on voit quelques canaux très dilatés dont l'épithélium aplati est mieux conservé.

Les glomérules sont plus rapprochés qu'à l'état normal et diminués de volume ; dans presque tous le paquet vasculaire remplit la capsule qui est un peu épaissie, feuilletée et conserve son endothélium d'autres glomérules sont dilatés, le paquet vasculaire est repoussé par un liquide clair ou muqueux qui le sépare de la capsule.

Les *vaisseaux* de ce rein ont leurs parois épaissies : par-ci par-là, autour des capillaires corticaux et vers la base des pyramides, on voit de petits ilots formés par des cellules lymphatiques, mais il n'y a pas de véritable abcès.

Rein gauche est atteint de néphrite suppurée, diffuse, infiltrée. Dans la substance médullaire, le tissu conjonctif qui sépare les tubes est plus abondant qu'à l'état normal. Les tubes collecteurs sont pour la plupart dilatés, remplis de cellules épithélioïdes et de leucocytes ; par places, on voit une portion du canal plus dilatée, entourée d'un manchon de cellules embryonnaires et la paroi du tube perdue dans cette zone infiltrée finit par disparaître. Les anses de Henle sont mieux conservées, leurs cellules sont basses, à limites peu distinctes.

La substance corticale présente dans les endroits les mieux conservés des traces d'ancienne sclérose ; des cloisons roses séparent les tubes. Presque partout on voit un tissu embryonnaire, disséminé, enserrant des tubes ou des fragments de tubes, dont les cellules réduites à de simples blocs granuleux, souvent graisseux, se mêlent aux éléments embryonnaires. Les glomérules sont gonflés, infiltrés de leucocytes, les anses vasculaires sont peu distinctes, l'endothélium capsulaire n'existe plus et la paroi du glomérule se confond avec le tissu environnant.

BACTÉRIOLOGIE. — *Rein droit.* L'urine du bassinet paraît ne pas contenir d'organismes à l'examen sur lamelles, mais les cultures sur gélatine montrent quelques rares colonies de la bactérie pyogène pure.

Parenchyme du rein. Exactement les mêmes constatations que pour le bassinet, organismes plus abondants.

Rein gauche. Urine du bassinet : bactérie pyogène, streptocoques, staphylocoques associés. *Abcès sous-capsulaire :* on y trouve par les lamelles et les cultures la bactérie pyogène pure en grande abondance.

Parenchyme du rein. Sur les lamelles on ne voit que la bactérie pyogène : sur trois tubes ensemencés, deux ont donné une culture liquéfiante en partie, mélange de coques et de bactéries pyogènes, un tube a cultivé ce dernier organisme à l'état de pureté.

Le même rein, examiné quelques heures plus tard, présentait un nombre beaucoup plus considérable de bactéries et de coques.

La constatation des microcoques dans la culture du parenchyme rénal gauche nous paraît devoir s'expliquer par un fait de pénétration ascendante ultime, car seule la bactérie pyogène existait dans les abcès sous-capsulaires, plus anciens de date, et seule elle a pénétré dans le rein droit, qui étant sans communication avec la vessie, ne pouvait être infecté que par la voie circulatoire. Cela est encore démontré, parce que dans ce rein droit les bactéries sont plus nombreuses dans le parenchyme que dans l'urine du bassinet ; parce que les lésions rénales sont celles de la ligature aseptique, et seuls quelques foyers récents de diapédèse témoignent de l'infection descendante.

OBSERVATION III

Résumé. — *Rétréci, fistuleux. Calcul vésical : oblitération de l'urétère droit par un calcul secondaire ; urétéro-pyélite siégeant exclusivement au-dessus du point oblitéré ; lésions rénales inflammatoires d'oblitération urétérale septique. Urétéro-pyélite du côté gauche ; énorme rein amyloïde sur une ancienne lésion diffuse épithéliale et conjonctive. Polyurie malgré ce rein unique, albuminurie (15 gram. par litre).*
Constatation de l'existence de micro-organismes au-dessus de l'oblitération urétérale.

Le nommé S..... Jean, âgé de 43 ans, profession cordonnier, est entré le 15 mars 1888, salle Saint-Vincent, lit n° 10.

Les renseignements sur ce malade sont très vagues, car il répond très mal aux questions qu'on lui adresse.

Paraît avoir éprouvé les premiers symptômes urinaires vers l'année 1878. A la fin de cette année, il serait entré à Necker, et aurait subi la lithotritie pour deux calculs phosphatiques ; après l'opération le malade dit avoir eu des accidents fébriles et être parti guéri de l'hôpital, vers le mois d'avril 1879.

Pendant un certain temps, il fut tout à fait bien portant, puis survinrent des difficultés du côté de la miction, des douleurs, et plusieurs fistules se formèrent au périnée et dans le sillon scroto-inguinal. Après avoir passé dans plusieurs hôpitaux, le malade est revenu à Necker.

A son entrée l'état général est mauvais, la fièvre ne dépasse pas 38o5, mais l'appétit est très diminué, la langue rouge et sèche. Le malade est infiltré des deux jambes et l'œdème est même un peu marqué jusque sur les flancs.

Le scrotum est peu infiltré. Au niveau du sillon inguino-scrotal droit on voit *trois fistules*, dont deux communiquent et sont séparées par un lambeau de peau violacée.

Sur le périnée on voit deux autres fistules, l'une au niveau de l'insertion du scrotum, la seconde à trois centimètres en avant de l'anus. Ces fistules laissent écouler du pus mélangé à l'urine, même dans les intervalles des mictions.

Le méat présente sur ses deux lèvres un exsudat pseudo-membraneux.

L'urètre laisse passer une bougie numéro 16, et en passant dans la portion prostatique, on a la sensation de graviers. Dans la vessie, la bougie à boule rencontre un calcul rugueux.

La vessie est vide et contient le calcul mentionné.

Les urines, très sales, laissent un abondant dépôt purulent; on ne peut évaluer leur quantité, étant donné ce qui est perdu par les fistules, mais il y a de la polyurie, car malgré cette perte le vase contient plus de deux litres en vingt-quatre heures. Le lendemain de l'entrée, on trouve à l'examen 15 grammes d'albumine par litre.

Le rein gauche est manifestement augmenté de volume, on le sent gros à la palpation, quoique le ballottement ne soit pas très net, il est légèrement sensible à la pression.

Le rein droit n'est pas senti.

La prostate paraît saine, ainsi que les voies génitales.

Rien au cœur.

Depuis son entrée, malgré le régime lacté et les toniques, le malade s'affaiblit, l'infiltration augmente et il meurt dans le coma, sans mouvements convulsifs, le 26 mars.

Autopsie des reins, dix-huit heures après la mort.

Rein gauche pèse 420 grammes, sa longueur est de dix-sept centimètres, sa largeur de huit centimètres.

Capsule mince, détachée facilement. Surface blanche, lisse, avec quelques étoiles de Verheyen tranchant par leur couleur rouge foncé sur le fond gris, et cinq petits kystes transparents.

A la coupe, cet énorme rein paraît hypertrophié dans toute son étendue, l'épaisseur de la substance rénale atteint quatre centimètres, les deux substances se distinguent bien presque partout, et la substance médullaire paraît plus foncée en couleur, mais dans certaines parties, la distinction est peu nette. La coupe présente un aspect lardacé remarquable ; à la teinture d'iode elle devient de couleur plus foncée, la teinture brunit.

Les vaisseaux du rein sont peu visibles à la coupe.

Les bassinets, les calices sont grands, mais proportionnés au volume du rein. Ils sont très congestionnés, avec des arborisations très nettes; leurs parois sont manifestement épaissies.

L'uretère est gros comme le petit doigt, ses parois sont très épaissies, mais il ne présente pas de valvules.

L'urine contenue dans cet uretère et dans le bassinet est purulente.

Le rein droit offre un contraste frappant avec le rein gauche. Il est très petit quoique à surface parfaitement régulière. Son poids est, y compris le bassinet, de 45 grammes et, sur ce chiffre, plus de la moitié appartient au bassinet. Sa longueur est de neuf centimètres et sa plus grande largeur de trois centimètres et demi.

Capsule peu épaissie, facilement détachée, excepté au niveau du hile où elle s'épaissit beaucoup.

Surface du rein de couleur rouge foncé uniforme. A la coupe la substance rénale est très diminuée d'épaisseur; l'endroit le plus mince mesure trois millimètres et le plus épais douze millimètres. Les portions amincies correspondent à des calices très dilatés, contenant parfois de petits graviers phosphatiques et l'on voit, entre deux loges, la substance rénale se prolonger très loin vers le hile en formant une languette qui correspond à une colonne de Bertin.

Par places, on voit des pyramides, très bien conservées comme forme, présenter une petitesse extraordinaire; elles présentent des tractus blancs rayonnés et, à leur base, un demi-anneau scléreux avec des vaisseaux à parois béantes; au delà s'étend la substance corticale plus rouge. C'est cette dernière substance qui limite les loges formées par la dilatation des calices; toute trace de pyramide a disparu à ce niveau.

Le bassinet et les calices sont très dilatés, ils forment plus de la moitié du volume de ce rein. Leurs parois sont plus épaisses que du côté gauche, elles sont très arborisées et doublées en dehors d'une couche de graisse indurée.

L'uretère se continue sans ligne de démarcation avec le bassinet; il est gros comme l'index, ses parois sont épaissies et il existe de la péri-urétérite.

A dix centimètres de la vessie cet uretère est oblitéré par une coudure invaginante qui simule à s'y méprendre une invagination vraie: au-dessous le conduit présente son aspect normal.

Immédiatement au-dessous de l'endroit oblitéré, on voit plusieurs calculs phosphatiques, et toute la portion inférieure du conduit, ainsi que le bassinet, contient une urine sale, purulente.

Vessie atteinte de cystite pseudo-membraneuse; en avant et en haut on voit un papillome villeux au début de son évolution. Gros calcul phosphatique.

Prostate non hypertrophiée.

Urètre. Rétrécissement bulbaire ulcéré. Les portions prostatiques et membraneuses sont confondues et présentent des ouvertures fistuleuses irrégulières.

La portion spongieuse présente une urétrite pseudo-membraneuse mieux marquée que dans les deux autres portions.

ÉTUDE HISTOLOGIQUE. — *Rein droit.* Oblitération aseptique de l'uretère. Sur une coupe perpendiculaire on voit la substance médullaire fibreuse se continuer en languettes représentant les pyramides de Ferrein, qui séparent des groupes compacts de glomérules fibreux.

Partout la sclérose inflammatoire domine; la caractéristique de ce rein consiste dans la conservation individuelle des glomérules, dans la disposition du labyrinthe et dans les foyers embryonnaires disséminés. Les pyramides, dont la forme est conservée, sont constituées par un tissu fibreux, dense, abondant, parcouru par quelques tubes dilatés ou rétrécis, remplis par des cylindres hyalins : leur épithélium n'est pas reconnaissable ou se trouve représenté par des cellules très aplaties contre la paroi du canalicule. Dans certains endroits la lésion est moins avancée, l'épithélium très granuleux est encore visible, et le tissu conjonctif intercanaliculaire présente une structure moins dense.

Les pyramides de Ferrein présentent les mêmes lésions que la substance médullaire; par places on les voit arriver presque sous la capsule.

La *substance corticale* est représentée par une énorme quantité de glomérules qui forment sous la capsule une couche presque continue, qui s'enfonce dans la profondeur, entre les tubes de Ferrein, en formant une série de pyramides à base périphérique. Presque tous les glomérules sont constitués par des blocs fibreux, dans lesquels on ne distingue plus ce qui appartient à la capsule et ce qui revient au paquet vasculaire. Quelques-uns sont dilatés et l'on voit, entre le bouquet et la capsule, un exsudat muqueux. Nous avons vu sur nos coupes deux ou trois glomérules, démesurément gros, conserver presque intacte leur structure normale.

Entre les glomérules existe un tissu conjonctif dense, dans lequel on distingue à peine quelques débris de tubes. Ailleurs, mais plus rarement, les tubes sont représentés par des espaces clairs, séparés par des bandes fibreuses entrecroisées ; dans leur intérieur, on voit quelques blocs informes de protoplasma et des débris de noyaux; cet épithélium se résout en granulations, la fente tubulaire s'aplatit et se trouve comblée par un tissu muqueux fibrillaire. Irrégulièrement disséminés dans les deux substances, mais plus nombreux dans la portion corticale, on voit des foyers de cellules embryonnaires.

Les *vaisseaux* suspyramidaux largement béants sont atteints de péri et d'endartérite.

Le *rein gauche* nous intéresse peu dans ce travail ; c'est un ancien rein scléreux, à lésions diffuses épithéliales et conjonctives, en dégénérescence amyloïde.

A remarquer l'étendue de l'infiltration qui, épargnant les gros vaisseaux, atteint tous les capillaires médullaires et corticaux, ainsi que les glomérules très agrandis. Un grand nombre de tubes sont largement dilatés : d'autres, fort nombreux, présentent une infiltration de leur paroi.

BACTÉRIOLOGIE. — *Rein gauche :* L'urine contenue dans la *vessie* et dans le *bassinet* contenait un grand nombre de micro-organismes variés, microcoques et bâtonnets.

Une culture faite avec le parenchyme de ce rein est restée stérile.

Rein droit. L'urine retenue au-dessus de l'oblitération de l'uretère contenait des microcoques et des bâtonnets.

OBSERVATION IV.

RÉSUMÉ. — *Rétrécissement traumatique ; urétrotomie interne sans sonde à demeure ; bacterium pyogenes à l'état de pureté dans l'urètre postérieur ; infection suraiguë, 40°, mort en douze heures ; autopsie douze heures après la mort, la bactérie est retrouvée pure dans le sang, la rate, les reins et dans l'urine des bassinets ; ecchymoses stomacales ; les reins présentent les lésions type de la néphrite ascendante non suppurée ; zones de scléroses avec destruction des tubes; zones d'hypertrophie compensatrice à côté dans le même rein. L'infection ultime a été trop rapide pour produire des lésions rénales autres que la congestion et quelques ecchymoses.*

Le nommé R..., âgé de 43 ans, entré le 6 avril 1888, salle Saint-Vincent, lit n° 26.

Ce malade était atteint d'un rétrécissement traumatique de date très ancienne. A l'âge de 13 ans, il était tombé sur un verre qui, en se cassant, déchira l'urètre. Pendant quelque temps toute l'urine sortait par la plaie périnéale, mais au bout de quatre mois la fistule s'était complètement fermée.

Quatre ans après il s'est formé spontanément une petite fistule périnéale, qui, sans jamais s'être fermée depuis, a laissé couler peu à peu, chaque fois une plus grande quantité d'urine.

Actuellement on voit au niveau de la partie moyenne du périnée, sur la ligne médiane, une petite fistule en cul-de-poule qui laisse passer à peu près le tiers des urines pendant la miction. Dans les intervalles des mictions la fistule est sèche. Jamais ce malade ne s'est plaint des reins, et il n'a pas présenté de phénomènes de néphrite.

A l'examen local on constate un rétrécissement bulbaire infranchissable après plusieurs tentatives.

La vessie n'est pas douloureuse au toucher. Les urines laissent un dépôt de muco-pus au fond du vase. La prostate est saine. L'exploration rénale négative. L'état général est bon, pas de fièvre.

Le 10 avril, je puis passer une bougie filiforme qui reste à demeure, et le lendemain, 11 avril, à dix heures, M. Guyon fait l'urétrotomie interne. Devant l'impossibilité de passer, après l'opération, une sonde, même du n° 12, M. Guyon décide de faire plus tard une urétrotomie sur la paroi inférieure et laisse le malade sans sonde à demeure.

A onze heures, une heure et demie après l'opération, le malade est pris d'un violent frisson, et le soir à quatre heures, alors qu'il s'était réchauffé, la température était de 40°2. On donne 1 gramme de quinine. Vers sept heures du soir, nouveau frisson très violent et, sans avoir pu se réchauffer, le malade meurt à dix heures du soir avec des phénomènes asphyxiques très intenses.

AUTOPSIE. — Les *reins* ont été enlevés le 11 avril à dix heures du matin, *soit douze heures après la mort*. Le cadavre est noirâtre, les vaisseaux contiennent un sang très noir.

Rein gauche. De volume normal, ce rein pèse, y compris le bassinet non dilaté, 185 grammes.

La capsule se détache facilement et n'est pas épaissie.

La surface du rein est lisse, de couleur rouge, avec deux petites ecchymoses sous-capsulaires. Elle présente une dépression irrégulière de néphrite interstitielle vers le milieu de sa face postérieure.

A la coupe, ce rein est très congestionné et la congestion prédomine dans la substance médullaire et dans la voûte sus-pyramidale. Les deux substances sont très distinctes. Deux des pyramides présentent à leur pointe de petits points blancs constitués par de petits calculs. Par la pression, on fait sourdre des pyramides un liquide puriforme qui, au microscope, montre des cellules épithéiilales des tubes urinifères.

On voit encore dans cette urine quelques cylindres granuleux de couleur jaune orangé, foncé. Le parenchyme de ce rein a perdu un peu de sa consistance ; il se déchire plus facilement qu'à l'état normal.

Le bassinet gauche est peu dilaté, ses parois présentent leur épaisseur normale, mais on y voit des arborisations vasculaires.

Rein droit. Plus petit que le gauche, ce rein ne pèse que 122 grammes, il est bosselé, granuleux.

La capsule est normale et n'adhère pas au parenchyme. La surface du rein est de couleur rouge avec quelques ecchymoses noirâtres ; elle présente des dépressions irrégulières, surtout marquées au niveau du tiers inférieur de la face antérieure.

A la coupe, le rein apparaît fort congestionné, surtout au niveau de la substance médullaire. Les deux substances bien distinctes conservent leurs rapports normaux dans certaines parties, tandis que dans d'autres, au niveau des dépressions, on voit l'atrophie porter sur la partie corticale de l'organe. La pointe de toutes les pyramides de ce rein présente une foule de petits graviers semblables à ceux signalés dans le rein gauche.

Le parenchyme de ce rein est plus mou que celui du côté opposé, et cela malgré sa lésion scléreuse. Il est à remarquer que, une heure et demie après avoir été enlevé, il présentait déjà une odeur fétide.

Le bassinet droit est un peu dilaté, il contient une quantité d'urine louche un peu plus considérable que le bassinet gauche.

Suite de l'autopsie pratiquée trente-six heures après la mort.

Les deux uretères sont sains. La vessie présente sa capacité normale ; elle montre les lésions d'une cystite légère, marquée surtout au niveau du trigone et de sa face postérieure. *Prostate* normale.

Urètre, grand rétrécissement traumatique dans la région bulbaire ; la plaie de l'urétrotomie est béante, infiltrée de sang qui s'est aussi épanché en arrière du tissu cicatriciel, autour de la région membraneuse.

Les *poumons* sont le siège d'une énorme congestion et présentent de nombreuses ecchymoses.

La *rate* est ramollie, diffluente, augmentée de volume, manifestement infectieuse.

L'estomac est dilaté ; on voit, dans la région du cardia et sur les deux courbures, de nombreuses ecchymoses de forme irrégulière.

Le *cœur* est normal.

Étude histologique. — *Rein gauche.* L'infection cause de la mort n'ayant duré que quelques heures, il est évident que des lésions rénales répondent à l'obstacle existant au libre écoulement des urines.

, La substance corticale présente des lésions scléreuses peu avancées, irrégulièrement distribuées.

Dans un point où les lésions sont avancées, on voit des glomérules fibreux, et des tubes atrophiés enserrés dans un tissu conjonctif dense. Partout ailleurs le tissu conjonctif est un peu plus développé qu'à l'état normal, il forme des bandelettes rosées qui séparent les tubes contournés. L'épithélium de ces tubes, dont le calibre est agrandi et rempli de granulations protéiques, présente une forme cubique, il est granuleux, et les limites des cellules sont peu marquées ; quelques-unes contiennent des granulations graisseuses. Les glomérules présentent trois variétés de lésions : 1º Ils deviennent fibreux par adjonction de nouvelles couches à leur capsule. 2º On voit le paquet vasculaire refoulé, séparé de la capsule par un espace occupé par des cellules épithélioïdes nées de l'endothélium capsulaire. 3º Certains glomérules ont des dimensions considérables, ils dépassent de deux fois le volume des autres et sont complètement remplis par le paquet vasculaire ; leur capsule est mince, feuilletée, revêtue d'un endothélium à noyaux saillants. La forme de ces glomérules géants est tantôt arrondie, tantôt ressemblant à celle d'une pomme de pin.

Dans la substance médullaire les lésions sont plus avancées ; la plupart des tubes collecteurs et des anses de Henle présentent un calibre réduit et un épithélium nucléaire formé par de petites cellules, dont le noyau n'est entouré que par une mince couche de protoplasma clair. Quelques tubes sont réduits à l'état de fentes et, sans leurs transformations successives observées côte à côte, pourraient être pris pour des fentes lymphatiques. Entre les tubes se trouve un tissu conjonctif abondant, lamellaire, avec des cellules plates bien colorées, interposées entre les faisceaux ; ce tissu se continue avec la paroi des tubes, sans aucune ligne de démarcation.

. Le *rein droit* présente des lésions analogues dans les deux substances. Au niveau de la portion corticale, on distingue bien dans certaines coupes trois zones distinctes. Dans la première, qui répond à un point déprimé, on voit au-dessous de la surface du rein, un tissu conjonctif assez dense ou contenant encore quelques éléments jeunes, se continuer avec une bande scléreuse qui traverse toute la substance corticale ; au milieu de ce tissu, on voit des fragments des tubes dilatés ou même kystiques, revêtus de cellules cubiques basses, aplaties. D'autres tubes à calibre rétréci contiennent un amas granuleux avec quelques noyaux peu distincts. A côté une autre zone présente des tubes dont l'épithélium aplati tend à devenir nucléaire ; ces tubes sont séparés les uns des autres par des bandes conjonctives rosées. Plus loin enfin une troisième zone présente une hypertrophie compensatrice, caractérisée par la grande lumière des tubes dont les cellules, loin d'être aplaties, sont hautes, grandes, bien distinctes : dans cette zone les glomérules sont géants, et le tissu conjonctif plus ou moins développé.

BACTÉRIOLOGIE. — Étude faite *douze heures* après la mort.

Sang pris dans l'axillaire. On voit sur les lamelles quelques très rares bactéries à bouts arrondis. Les *cultures* sur bouillon et sur gélatine peptone, donnent à l'état de pureté le *bacterium pyogenes,* qui s'y développe avec son polymorphisme habituel.

La *rate* contient aussi le même microbe à l'état de pureté.

Les *urines des bassinets,* examinées sur les lamelles, ne montrent rien de bien net, mais les différentes cultures y décèlent la même bactérie à l'état de pureté.

Les *reins,* en tout semblables aux bassinets, paraissent au raclage ne pas contenir de micro-organismes, mais par la culture on y trouve, seule, la bactérie pyogène.

L'*urètre postérieur* montre au raclage un grand nombre de bacterium pyogenes qui, comme le démontrent les cultures, s'y trouve à l'exclusion de tout autre organisme.

OBSERVATION V.

RÉSUMÉ. — *Vieux prostatique de 82 ans. Lésions de sclérose ascendante irrégulière, avec des zones rénales d'hypertrophie compensatrice ; infection simple par la* bactérie pyogène ; *néphrite descendante à forme diapédétique ; début de suppuration ; existence à l'état pur de la bactérie dans le sang : mort sans phénomènes fébriles, la déchéance organique empéchant de réagir.*

Le nommé D..., âgé de 82 ans, est entré le 1er août 1888, salle Malgaigne, lit n° 48.

Ce malade est obligé de se sonder depuis six à sept ans, et il y a six mois il est venu à l'hôpital pour une rétention complète d'urine.

Le 1er août il rentre à l'hôpital sans avoir uriné depuis la veille au soir. On évacue, dans le service de M. le professeur Lefort, de 800 à 1000 grammes d'urine purulente, rougeâtre, très fétide : la vessie qui remontait jusqu'à l'ombilic est complètement vidée.

Avant d'entrer à l'hôpital, à la suite de tentatives de cathétérisme, le malade avait rendu du sang par la verge.

Le soir de son entrée on fait une nouvelle évacuation et des lavages à l'eau boriquée.

D'abord le malade s'améliore, les urines deviennent beaucoup plus claires ; il n'a pa de fièvre ni de sécheresse de la langue, mais on a toujours de la peine à le sonder, car sa prostate est très grosse.

A partir du 4 août, le malade urine du sang en assez grande abondance, et le 5 il se plaint de douleurs rénales.

Le 6, l'appétit se perd, la péau est sèche, il y a de la tendance à la somnolence et l'apyrexie continue (36°6). Le 7, état semi-comateux, langue sèche, teinte violacée des extrémités.

Le 8, mort dans le coma.

Autopsie. — *Quatre heures après la mort.* Le *rein* gauche un peu diminué de volume pèse 125 grammes.

La capsule se détache assez facilement, laissant à nu la *surface du rein* de couleur rouge violacé uniforme, sur laquelle se détachent trois ou quatre petits kystes contenant un liquide transparent et quelques abcès miliaires. Pour la plupart ces abcès sont à peine visibles à cause de leur petitesse ; un seul abcès avait acquis le volume d'une lentille et contenait un liquide purulent assez fluide.

A la coupe, le rein apparaît rouge et saignant dans son ensemble. Les deux portions corticale et médullaire se distinguent bien, mais la substance rénale est atrophiée. Cette atrophie porte surtout sur la substance corticale qui se trouve réduite, au niveau des parties déprimées de la surface, à une zone épaisse de trois ou quatre millimètres. Le sommet des pyramides est émoussé.

Les vaisseaux sus-pyramidaux restent béants à la coupe.

Le bassinet gauche et les calices sont moyennement dilatés. Les parois sont épaissies et la surface interne, de couleur ardoisée, présente des arborisations nombreuses. Le bassinet contient un *pus glaireux*, sale, qui, au microscope, se montre formé par les leucocytes, des cellules éptihéliales et par un grand nombre de *bacterium pyogenes.*

L'uretère gauche présente le volume d'une plume à écrire, ses parois sont épaissies, arborisées, mais ne sont pas coudées ni plissées.

Le rein droit pèse 180 grammes et parait augmenté de volume.

La capsule est épaisse, mais se détache bien, excepté sur un point de la surface où elle adhère à la substance rénale.

La surface du rein de couleur rouge violacé foncé est lisse, sans dépression.

On y distingue quelques rares petits kystes et quelques abcès miliaires crus ou ramollis, dont le pus contient la bactérie pyogène.

A la coupe, le rein est congestionné à l'égal du rein gauche et, comme dans celui-ci, les deux substances sont bien distinctes, quoique la substance corticale apparaisse plus rouge. Il y a hypertrophie plutôt qu'atrophie de la substance rénale. Dans une colonne de Bertin, on voit un abcès ramolli, gros comme un petit pois, contenant la même bactérie que les abcès corticaux. La pointe des pyramides est un peu effacée.

Les vaisseaux sus-pyramidaux restent béants à la coupe.

Le bassinet est fort dilaté et ses parois épaissies, de couleur rouge sombre, sont arborisées. Il contient du pus en tout semblable à celui du côté gauche.

L'uretère droit est un peu plus gros que le gauche, dont il présente les autres caractères.

Suite de l'autopsie, vingt-six heures après la mort.

Vessie peu dilatée, cystite.

Prostate très hypertrophiée.

Étude histologique. — *Rein gauche.* Il nous offre un exemple de lésions scléreuses anciennes, irrégulièrement distribuées, avec hypertrophie compensatrice d'autres portions. Sur cet état antérieur ascendant est venue se greffer une lésion descendante ultime, dont le phénomène dominant est la diapédèse.

Dans la substance médullaire, on voit la sclérose fibreuse avec atrophie progressive des tubes déjà décrite.

Dans la substance corticale, on voit des portions, répondant aux dépressions de la surface, atteintes de sclérose avancée (glomérules fibreux, tubes rétrécis, cylindres, kystes, etc.), puis, à côté, les lésions scléreuses sont moins prononcées et on arrive à des endroits où les tubes sont élargis et le tissu conjonctif qui les sépare peu abondant; à ce niveau les glomérules, dont la structure est normale, sont hypertrophiés. Les tubes contournés dilatés, présentent presque tous des lésions épithéliales; souvent les cellules sont encore distinctes, mais leur hauteur n'est pas en rapport avec le calibre du conduit, leur protoplasma est granuleux et dans l'intérieur du tube on voit des granulations qui représentent une partie du protoplasma détruit. La démonstration de ce fait est donnée par la présence, à côté de ces tubes, d'autres conduits élargis, mais dont les cellules sont hypertrophiées, à protoplasma à peine granuleux et dont le noyau, bien distinct et arrondi, se trouve plus près de la base que du sommet de la cellule.

Dans le tissu rénal ainsi constitué, on observe une lésion remarquable, ce sont des foyers de diapédèse irrégulièrement distribués, plus nombreux dans le voisinage des glomérules et dans les zones scléreuses. On voit très distinctement les globules former des accumulations autour des capillaires ou même des petites artérioles; les globules blancs s'infiltrent dans le tissu environnant, et s'accumulent de préférence autour des glomérules.

Tout le système des capillaires rénaux est dilaté, gorgé de globules rouges, et l'on voit, plus particulièrement dans la substance médullaire, des accumulations de leucocytes se faire à l'intérieur du capillaire avant que ces éléments aient traversé les parois.

On suit ainsi toute la marche du processus.

Le rein droit présente des lésions analogues, avec cette différence que les lésions scléreuses, les corticales surtout, sont moins avancées.

Bactériologie. — Examen pratiqué *quatre heures et demie* après la mort.

L'urine de la vessie et celle contenue dans le *bassinet*, examinées sur lamelles et par les cultures, contenaient la bactérie pyogène à l'état de pureté. Le pus des *abcès miliaires* contient en très grande quantité le même organisme, ainsi que les parenchymes des *deux* reins, où il est en culture pure.

Le *sang* de l'axillaire cultive en colonies pures du même microbe.

OBSERVATION VI

Résumé. — *Rétréci : légère infiltration d'urine, fièvre à grandes oscillations ; urétrotomie externe : la fièvre continue et le malade meurt le septième jour avec 41° de température ; l'infection est due au* bacterium pyogenes *contenu à l'état de pureté dans l'urine des bassinets et dans les deux reins ; les lésions rénales, simplement congestives à l'œil nu, sont celles d'une néphrite aiguë, diffuse, atteignant presqu'exclusivement les épithéliums, surtout l'épithélium des tubes contournés, et légèrement les glomérules.*

Le nommé B..., Jean, âgé de 69 ans, entre le 30 mars 1888, salle Civiale, lit n° 26. Ce malade est un vieux rétréci, ancien blennorrhagique, qui a été dilaté à la consultation externe de Necker jusqu'au n° 26 Béniqué. Pendant un certain temps il est resté sans venir se faire soigner et, à son retour, on ne peut passer qu'une bougie filiforme, laissée à demeure pour être retirée le lendemain ; mais le malade part et ne revient que quelques jours après pour rentrer dans la salle :

Au moment de son entrée, le malade a 39° de fièvre, sa langue est sèche, il a perdu l'appétit. L'état général n'est pourtant pas trop mauvais.

A l'exploration, on constate le rétrécissement bulbaire déjà mentionné, et une infiltration d'urine limitée à la verge, s'étendant fort peu sur le scrotum. Dans le périnée on sent à peine, très profondément, une légère nodosité. Rien au toucher rectal, si ce n'est une prostate assez développée.

A

Les *reins* ne sont pas douloureux.

Le lendemain de l'entrée du malade, 31 mars, M. Tuffier, suppléant M. Guyon, fait l'*urétrotomie externe* et tombe sur une petite tumeur urineuse. Pas de sonde à demeure.

Au moment de l'opération, la température était de 39°2, le soir elle monte à 40°2. Les jours suivants, la température oscille entré 37° le matin et 39° le soir, mais l'état général empire de plus en en plus ; cinq jours après l'opération le malade perd connaissance, puis, le lendemain, la température monte à 41°2, et le malade meurt dans le coma.

Autopsie. — Les reins ont été enlevés *six heures et demie* après la mort, par un temps très froid ; ils fument quand on les enlève.

Rein gauche. Le volume, la consistance du rein sont normales, mais sous la capsule saine, on voit que l'organe est rouge et qu'à sa surface se dessinent, nombreuses, les étoiles de Verheyen ; on voit aussi quelques petits kystes.

A la coupe, le rein saigne abondamment ; il est fort congestionné, surtout dans sa portion pyramidale, qui est plus foncée et piquetée de rouge. Deux des pyramides présentent, près de leur sommet, une teinte jaune, se fondant avec la portion rouge du parenchyme.

Le bassinet non dilaté est arborisé et contient une urine parfaitement claire. Les parois ne sont pas épaissies, mais surchargées de belle graisse jaune. L'uretère est normal.

Rein droit de couleur rouge, paraît extérieurement tout à fait normal, mais à la coupe on le voit saigner comme le rein gauche, dont il présente tous les caractères. Les pyramides paraissent un peu plus graisseuses.

Le bassinet droit est dilaté ainsi que l'uretère correspondant, mais il conserve la minceur normale de ses parois. Sa surface interne est arborisée par plaques. L'urine contenue dans le bassinet est claire.

Vessie (examinée seulement trente-huit heures après la mort). Présente des lésions de cystite peu intense, prédominant dans le bas-fond. Les orifices des uretères ne sont pas forcés.

Prostate saine.

Urètre, rétrécissement bulbaire ; incision opératoire s'étendant jusque dans la portion membraneuse.

Infiltration d'urine gagnant les côtés de la vessie, mais sans mortification du tissu cellulaire.

Étude histologique. — *Rein gauche.* On est frappé, même à un examen superficiel, par la prédominance, l'exclusivisme presque, des lésions épithéliales.

La substance médullaire présente un aspect presque normal ; quelques tubes sont un peu élargis, et leur épithélium est légèrement aplati ; d'autres, très rares, contiennent des cylindres granuleux. Les anses de Henle sont saines. Le tissu conjonctif qui sépare les tubes est un peu plus épais qu'à l'état normal, mais il n'y a pas trace de prolifération, ni de foyers embryonnaires.

Dans la substance corticale, on voit les tubes contournés présenter un épithélium constitué par des cellules très granuleuses, à limites peu distinctes, dont le noyau se colore mal ; quelques cellules présentent des granulations graisseuses dans leur protoplasma. Certains tubes sont complètement remplis par des cellules desquamées. Les tubes droits sont à peine atteints, leurs cellules sont bien conservées; par places, elles remplissent un segment du tube. Dans le tissu conjonctif on n'observe aucune lésion ; il est parfaitement normal.

Les glomérules sont pour la plupart gonflés, le paquet vasculaire les remplit exactement, et leur endothélium est conservé. Dans quelques glomérules on voit, entre la capsule et le paquet refoulé, quelques cellules claires épithélioïdes, qui paraissent provenir de la prolifération de l'endothélium.

Les capillaires de la substance corticale sont gorgés de sang. Pas de diapédèse en dehors de quelques rares cellules migratrices.

Le *rein droit* présente les mêmes lésions que le rein gauche : il en diffère en ce que les lésions sont plus accusées. C'est ainsi que dans la substance médullaire on voit les tubes collecteurs présenter un épithélium proliféré, constitué par de petites cellules cubiques, et contenir souvent des cylindres hyalins ou granulo-graisseux. Ces cylindres se retrouvent dans les anses de Henle dont les deux branches présentent des cellules fortement grenues et foncées.

Dans la substance corticale, on voit les tubes droits présenter des altérations semblables à celles des tubes médullaires, et les canaux contournés subir la dégénérescence et la desquamation signalées dans le rein gauche, avec cette différence que les lésions sont plus accusées. Les glomérules sont semblables à ceux du rein gauche. Le tissu conjonctif ne présente pas de lésions.

Bactériologie. — *Les urines des deux bassinets* droit et gauche montrent, à l'examen sur lamelles, le *bacterium pyogenes* à l'état de pureté. Les cultures sur bouillon, sur gélatine et sur urine stérilisée confirment ce résultat : la bactérie existe à l'état de pureté.

Les reins contiennent aussi le même microbe à l'état pur, mais en quantité moins considérable que les urines. Au rac'age du parenchyme on ne voyait pas les micro-organismes qui ont été décelés par les cultures.

OBSERVATION VII

Résumé. — *Prostatique, infection fébrile simple, à la fois locale et générale, produite par le* bacterium pyogenes, *qui est retrouvé dans les reins et dans le sang dix-sept heures après la mort ; lésions anciennes de sclérose, avec dégénérescence muqueuse du tissu conjonctif : foyers descendants récents produits par la bactérie. Ces altérations anciennes et ultimes sont plus marquées au niveau de la substance corticale.*

Le nommé O..., âgé de 60 ans, entré le 8 août 1888, salle Civiale, n° 15.

Chaudepisse à 20 ans, pas de symptômes de rétrécissement.

Il y a un an, phénomènes de prostatisme; les mictions nocturnes deviennent fréquentes, le jet est court, le malade urine six à huit fois par nuit et la miction se fait attendre.

Douleurs au commencement et à la fin de la miction.

Pas de rétention complète, pas de cathétérisme antérieur, pas d'hématuries.

Urètre libre : un peu de pus dans l'urètre postérieur qui est aussi un peu douloureux et présente quelques ressauts. Vessie ne se vide pas; garde plus d'un litre après la miction.

Testicules. Les deux cordons sont remarquablement gros, mais mollasses et uniformes, les épydidymes sont gros mais pas bosselés ; il semble y avoir du liquide dans les vaginales.

Prostate. Extrêmement volumineuse, elle a pu tout d'abord faire penser à un néoplasme, le lobe droit surtout est développé; peu douloureuse.

La vésicule gauche est douloureuse.

Urine trouble. On pense à une cystite phymique, à une carcinose prostatique au début, finalement l'on se rallie à l'idée d'une hypertrophie prostatique. Lavages. — 15 août. Fièvre — 17 août. Fièvre, beaucoup plus de pus dans l'urine et le malade se plaint d'une douleur vive au cathétérisme. — 27 août. En pratiquant le lavage avec une sonde, l'on sent un choc, au moment où l'on pénètre dans la vessie, l'existence d'une pierre devient probable ; cependant l'exploration métallique ne donne aucun résultat.

28 août. Sort pour affaires de famille.

Examen des urines

25 août	Urine	1 litre 1/4.
	Urée	3 grammes.
26 août	Urine	1 litre.
	Urée	1 gramme 28.

27 août { Urine   1 litre 1/4.
         { Urée   1 gramme 28.

Le 13 septembre. — Le malade rentre de nouveau dans le service. Il s'est fatigué et se trouve beaucoup plus mal. Son urine est une bouillie purulente. Il urine encore plus de deux litres. Le 15 septembre, la quantité d'urine tombe soudainement à moins d'un demi-litre, en même temps, la fièvre s'allume et le malade est pris d'un hoquet qui n'a cessé qu'au moment de la mort.

Le soir, le corps est couvert d'une éruption maculeuse qui s'efface sous le doigt et présente tous les caractères de l'érythème septicé-mique.

Le 16 septembre, l'érythème a beaucoup pâli, le malade ne répond plus aux questions. Pas de délire.

L'urine est toujours au minimum et reste aussi trouble.

18 septembre, mort vers onze heures du matin.

Autopsie des reins : *Dix-sept heures* après la mort, par un temps chaud.

Rein gauche. Capsule entourée d'un tissu fibro-lipomateux qui forme corps avec elle, sans adhérence au rein. Le rein est gros, mou, à surface un peu irrégulière, partagée en trois ou quatre lobes par des sillons peu profonds. Sa couleur est grise, blanchâtre, avec des points rouges, ecchymotiques, déprimés : on voit à la surface quelques rares petits kystes transparents et deux petits abcès mi-liaires.

A la coupe, la substance rénale est uniformément diminuée d'épaisseur : elle forme une bande d'à peu près deux centimètres d'épaisseur.

Les parties les plus épaisses répondent aux pyramides dont la forme conique est bien conservée et qui se distinguent très bien de la substance corticale; leur pointe n'est pas émoussée, elle apparaît saillante au fond des calices dilatés.

Les pyramides sont vaguement striées en long par des bandes jaunâtres.

La substance corticale est très amincie, légèrement striée en jaune perpendiculairement à la surface, les colonnes de Bertin sont envahies par du tissu adipeux qui entoure le bassinet.

Le bassinet et les calices sont très dilatés, à parois minces, à sur-face dépouillée et arborisée; ils contiennent une urine purulente infecte.

Rein droit moins gros, moins mou; même adipose adhérente à la capsule.

Surface moins inégale; quelques dépressions et un petit kyste transparent. Taches ecchymotiques moins marquées. Couleur brun clair, un peu rosée.

A la coupe, bassinet très dilaté, ainsi que les calices leurs parois ne sont pas épaissies. Adipose péripyélitique abondante.

Substance rénale très diminuée d'épaisseur, encore plus que dans l'autre rein. Sauf la coloration plus rosée, l'aspect de la coupe est semblable à celle du rein gauche.

Les pyramides, dont le sommet est parfaitement conservé, sont peu distinctes à leur base.

SUITE DE L'AUTOPSIE. Trente heures après la mort.

Uretères dilatés des deux côtés.

Vessie, petite, irrégulière, elle contient du pus presque pur.

Prostate hypertrophiée. *Cœur* très gros et flasque, à peine un peu d'athérome, pas de lésion d'orifice. Poids 450 grammes.

L'estomac présente çà et là quelques taches ecchymotiques. Le reste des viscères ne présente rien de remarquable.

ETUDE HISTOLOGIQUE. — *Les deux reins* présentent des altérations semblables. Ce sont des reins scléreux, avec une dégénérescence muqueuse fort avancée dans la substance corticale et quelques foyers embryonnaires dont quelques-uns sont déjà abcédés. Dans les pyramides, les tubes sont assez bien conservés, séparés les uns des autres par quelques bandes conjonctives à peine plus épaisses qu'à l'état normal. L'épithélium d'un certain nombre de tubes collecteurs est proliféré et remplit plus ou moins la lumière. Les anses de Henle sont normales. Dans la substance intermédiaire, on voit un tissu conjonctif adulte plus abondant que dans les pyramides ; les tubes, sans parois distinctes et sans lumière, ont un épithélium atrophié. Dans la substance corticale, les tubes sont séparés par des bandes de tissu scléreux ou par un tissu muqueux, bien distinct de l'infiltration œdémateuse. Les épithéliums sont en dégénérescence granulo-graisseuse. Quelques portions du rein sont mieux conservées. Les glomérules sont gonflés, remplis par le paquet vasculaire, ou bien ils présentent une desquamation de leur endothélium ; les artères glomérulaires sont normales. Les kystes décrits macroscopiquement sont revêtus d'une mince couche d'épithélium aplati.

Les vaisseaux sus-pyramidaux sont légèrement atteints d'endartérite et de périastérite.

Dans toute l'étendue du rein on voit quelques petits foyers embryonnaires. Ces foyers sont irrégulièrement distribués, mais plus nombreux dans la substance corticale.

BACTÉRIOLOGIE. — Le *rein gauche* donne en culture la bactérie pyogène aussi bien dans l'ensemencement du parenchyme que dans celui du pus des abcès. Un seul tube de gélatine a été inoculé avec la piqûre du parenchyme du rein droit, il est resté stérile.

Le sang contenait la bactérie pyogène à l'état de pureté.

Il s'agit donc d'une infection simple, à la fois locale et générale, produite par le bacterium pyogenes.

OBSERVATION VIII

Résumé. — *Rétréci : légère sclérose par dilatation ascendante ; infection simple par la bactérie pyogène ; néphrite suppurée diffuse, avancée : albuminurie, œdème des membres inférieurs ; mort subite sans fièvre ; la bactérie pyogène existe pure dans les deux bassinets et dans les deux reins.*

Vibrac, âgé de 66 ans, entré le 9 juillet 1888, salle Civiale, lit n° 7.

Blennorrhagies multiples, étant soldat.

Depuis quelques années il souffrait de troubles dans la miction, quand, en janvier 1886, il entra à Necker pour des rétrécissements péniens et bulbaires. Il partit au bout d'un mois, passant le Béniqué 48.

En septembre 1887, chute sur le périnée, abcès et fistules consécutives. Rentré à Necker : le 7 juillet, on passe une bougie filiforme, et le 25 juillet, M. Guyon fait l'urétrotomie interne.

Le 2 août, la fistule persiste. Cystite intense avec beaucoup de pus. Orchite droite, œdème des bourses, œdème des membres inférieurs, albuminurie (1 gramme 50).

Le 13 août, il meurt presque subitement, sans fièvre.

Autopsie des reins, *huit heures et demie* après la mort.

Rein droit très gros, pesant 230 grammes, entouré d'une forte couche de graisse, marquée surtout autour des bassinets et des calices.

La capsule, mince, se détache facilement, excepté dans un endroit de la face antérieure où elle est soulevée par un abcès de la grosseur d'une lentille.

La surface du rein est lisse, de couleur rouge sombre, et présente à peine quelques légères bosselures.

Dans un point on voit un petit kyste à contenu clair. A la coupe, la substance rénale présente une épaisseur de quatre centimètres vers sa partie médiane.

Les deux substances, bien distinctes, sont fortement congestionnées. Le tissu rénal présente cette mollesse spéciale, cette couleur rouge sombre, un peu marbrée, des néphrites suppurées diffuses.

Le bassinet est très dilaté, sa paroi légèrement épaissie est fort congestionnée, présentant de fines arborisations. Au fond des calices dilatés, on voit la saillie normale des papilles remplacée par une surface plane ou même légèrement concave.

La coupe frontale du rein, vers sa partie médiane, montre que la moitié postérieure de l'organe est plus épaisse d'un tiers que sa moitié antérieure.

L'uretère droit a la grosseur d'une plume à écrire.

Le *rein gauche* présente un aspect analogue à celui du rein droit. On voit aussi bien à la surface que dans l'intérieur du parenchyme nombre d'abcès crus ou ramollis, dont la grosseur varie de celle d'un grain de millet à celle d'une lentille. Même constatation que pour le rein droit à la coupe frontale, la moitié postérieure de l'organe est plus épaisse que l'antérieure.

Les vaisseaux des deux reins sont légèrement sclérosés. Dans la voûte sus-pyramidale, on voit des vaisseaux béants à la coupe.

L'uretère gauche, plus dilaté que celui du côté opposé, présente la grosseur du petit doigt.

Les deux bassinets contiennent un liquide gluant, puriforme.

L'autopsie complète n'a pu être pratiquée.

Étude histologique. — *Rein droit.* — C'est une néphrite suppurée, surtout corticale, entée sur un rein légèrement scléreux. Dans la substance corticale les points les mieux conservés présentent des tubes un peu élargis, séparés par un tissu conjonctif lâche, plus épais que normalement. L'épithélium des canalicules est en dégénérescence et les glomérules présentent des anses avec un grand nombre de noyaux, et une capsule dont l'endothélium est plus ou moins disparu. Dans d'autres portions, presque partout, le rein est plus ou moins détruit par l'infiltration purulente diffuse ou en foyers. La substance médullaire, moins altérée que la corticale, présente une sclérose légèrement plus avancée que celle-ci, mais les tubes, mieux conservés, gardent leur épithélium plus ou moins atrophié et desquamé. Du reste, tous les épithéliums de ce rein se détachent avec une grande facilité. Capillaires très dilatés et gorgés de sang ; artérioles sus-pyramidales avec endartérite.

Le *rein gauche* présente les mêmes lésions que le rein droit ; il faut remarquer que la sclérose ancienne, surtout dans la substance médullaire, est plus marquée.

Les tubes les mieux conservés sont les anses de Henle.

Bactériologie. — Infection simple par le *bacterium pyogenes*.

Rein droit. A l'examen simple sur lamelles, on constate que la bactérie existe seule, mais en petite quantité, dans le pus des abcès miliaires ; elle présente la forme ovoïde courte.

Par les cultures, la pureté du micro-organisme est confirmée. Les urines du bassinet droit contiennent aussi le même microbe à l'état de pureté.

Rein gauche. Comme pour le rein droit, la bactérie pyogène est démontrée seule dans le bassinet, dans les abcès et dans le parenchyme de ce rein.

Le *sang* de ce cadavre ne cultive pas (deux tubes).

OBSERVATION IX

Résumé. — *Sclérose graisseuse avec dilatation de la vessie, lésions ascendantes doubles ; infection fébrile simple produite par le* bacterium pyogenes *; néphrite suppurée double, à la fois ascendante et descendante, cette dernière bien marquée par des lésions épithéliales et périglomérulaires ; l'organisme se trouve à l'état de pureté dans le sang et dans les deux reins, malgré la variété de microbes existant dans le bassinet.*

W..., âgé de 73 ans, entre le 6 mars 1888, salle Saint-Vincent, lit nᵒ 7.

Pas de chaudepisse, pas d'antécédents urinaires.

Le malade dit qu'il y a un an, il a eu, sans cause déterminée, une hématurie qui dura quelques heures. Pendant quelques jours il urinait difficilement, sans que les mictions fussent douloureuses ; à ce moment il eut quelques douleurs de reins.

Depuis cette époque, le malade s'était toujours bien porté jusqu'au mois de décembre 1887 ; il éprouve alors des difficultés dans la miction, qui était longue et pénible, le jet étant projeté sans force. Peu à peu les urines devinrent troubles, les douleurs lombaires se montrèrent et le malade eut quelques accès de fièvre.

Quelques jours avant son entrée, le malade urinait du sang à chaque miction et, effrayé par ce symptôme, il entra à l'hôpital.

A son entrée, le malade, un vieillard encore robuste, urine par regorgement et se trouve en proie à des accidents de fièvre urineuse; l'appétit est nul, la langue sèche, noirâtre au centre, la température dépasse 39º.

A l'examen on constate :

Vessie très distendue, remontant au delà de l'ombilic, non sensible à la pression ; le malade a de l'incontinence par regorgement.

Les *urines*, rendues spontanément et retirées par la sonde, sont très hématuriques, les cinq sixièmes du vase contiennent une masse rouge, dense, mêlée de caillots, et la partie d'urine qui surnage est fortement teintée en rouge. La quantité d'urine dépasse quatre litres.

L'urètre est libre.

Les reins sont sensibles à la pression ; pas de ballottement.

La prostate est très peu augmentée de volume, lisse, non indurée, non sensible à la pression.

Les voies génitales paraissent saines.

L'état général est mauvais, comme il a été dit ci-dessus.

Traitement. — Évacuation graduelle de la vessie ; à l'intérieur, 2 grammes d'acide borique.

Pendant quelques jours, l'état du malade ne se modifie guère, la fièvre persiste, ainsi que l'hématurie. Quatre ou cinq jours après l'entrée du malade, la vessie ayant été complètement vidée, M. Guyon constate l'absence de tumeur vésicale, et il pose le diagnostic : Prostatique vésical.

Le soir de l'exploration, sans qu'il y eût de douleur rénale, la fièvre monta à 40° pour rester dans les environs de 39° jusqu'au 15 mars.

Le malade s'affaiblissait de plus en plus, et ce jour il perdit connaissance. L'hématurie diminua dans les derniers jours, les urines prenant une couleur brun sale.

Le 13 mars, dyspnée. Le 16 on constate le matin quelques mouvements convulsifs des membres, la respiration est stertoreuse et le malade meurt dans la nuit.

AUTOPSIE. — *Reins, seize heures* après la mort.

Le *rein droit* présente extérieurement ses dimensions normales : on sent plusieurs foyers fluctuants à travers la capsule. Celle-ci est facile à détacher, la surface de l'organe se montre alors légèrement congestionnée.

A la coupe, le bassinet et les calices très dilatés forment une poche dont la substance rénale atrophiée figure la paroi ; cette poche est remplie d'un liquide purulent qui contient de nombreux microbes. (Bactéries diverses, micrococques, staphylocoques). La surface du bassinet est très congestionnée, arborisée, de couleur ardoisée.

La substance rénale est friable ; on ne distingue pas bien ce qui appartient à la substance médullaire et ce qui revient à la substance corticale. On voit dans le rein un certain nombre de petits abcès dont le plus grand n'excède pas le volume d'une lentille. Çà et là il existe quelques zones grisâtres plus petites non encore ramollies.

Les artères du hile et celles du tissu rénal, au niveau de la voute sus-pyramidale, sont indurées et restent largement béantes à la coupe.

L'uretère droit est très dilaté, sinueux, de la grosseur de l'index ; son ouverture vésicale n'est pas forcée.

Le rein gauche est d'un volume supérieur à la normale ; sa surface présente des dépressions et des élevures irrégulières. Capsule facile à enlever; congestion, quelques étoiles de Verheyen.

Le bassinet et les calices ont leurs dimensions normales peu exagérées, leur surface est congestionnée comme dans le rein droit. Le contenu est beaucoup moins trouble.

L'urètre est un peu moins gros que celui du côté droit.

La surface rénale est très épaisse dans son ensemble, et les deux substances sont normalement reconnaissables. Il existe dans la substance corticale, et surtout vers la surface, des foyers purulents semblables à ceux du rein droit. On peut en voir deux ou trois sur une coupe longitudinale.

Les altérations des artères sont semblables à celles du côté droit.

SUITE DE L'AUTOPSIE *pratiquée trente-deux heures après la mort.* —Vessie très dilatée, ayant une capacité de deux litres et demi à trois litres. La muqueuse est rouge violacée, granuleuse, ecchymotique du côté du bas-fond; plus pâle, lisse, légèrement grenue ailleurs.

La couche musculaire est très amincie, son épaisseur varie de deux à quatre millimètres; elle se trouve doublée d'une forte couche de graisse jaune non indurée, dont l'épaisseur dépasse celle de la couche musculaire et de la muqueuse ensemble. Cette couche graisseuse existe partout, aussi bien dans la partie sous-péritonéale que dans la portion extra-péritonéale de l'organe.

Urètre sain : *Prostate* peu augmentée de volume, faisant une très petite saillie dans la cavité de la vessie.

Cœur avec surcharge graisseuse très marquée, surtout au niveau des ventricules.

A remarquer que ce malade n'était pas un homme gras, quoiqu'il eut un certain embonpoint. Aorte et coronaires; quelques lésions d'athérome. Rien ailleurs.

ÉTUDE HISTOLOGIQUE. *Rein droit.* — Ancien rein scléreux en partie, avec néphrite interstitielle muqueuse, atteint de néphrite suppurée diffuse. Dans la substance médullaire on ne distingue plus, dans un grand nombre de points, que du tissu fibreux contenant des débris de tubes dont l'épithélium nucléaire est desquamé; d'autres portions présentent des altérations un peu moins avancées et disséminées un peu partout; on voit des foyers embryonnaires plus ou moins avancés vers la destruction suppurative.

Dans la substance corticale, ces lésions sont encore plus marquées: l'infiltration est plus répandue et on reconnaît à peine dans ces points infiltrés les débris granuleux de l'épithélium. Il existe des endroits épargnés par la suppuration, où l'on observe les lésions d'une néphrite interstitielle fibreuse ou celle que nous avons décrite, avec transformation *muqueuse* du tissu conjonctif ; l'épithélium desquamé

incomplètement est en dégénérescence granuleuse ou granulo-graisseuse. Dans les points non sclérosés, on voit les glomérules présenter
les lésions habituelles de la néphrite suppurée. Les vaisseaux encore
visibles de ce rein sont atteints de péri et d'endartérite.

Rein gauche. — Substance corticale avec lésions de sclérose limitée
à certains points, partout ailleurs les tubes contournés sont séparés par
une certaine quantité de tissu lâche : ils présentent leurs dimensions
normales. L'épithélium des tubes contournés présente deux variétés ;
presque tous les tubes sont remplis par des cellules gonflées, granuleuses, à noyaux vivement colorés. Certains tubes coupés en long
montrent à la fois ces deux modes d'altération. Les glomérules sont
gonflés, les noyaux du paquet vasculaire sont multipliés. Autour d'un
grand nombre de glomérules, dans la zone de l'artériole, les leucocytes s'interposent entre les tubes contournés correspondants, ils pénètrent même dans leur intérieur et l'épithélium détruit concourt à
la formation du pus. Dans les foyers purulents le paquet vasculaire
du glomérule est le dernier élément reconnaissable.

Dans la substance médullaire les foyers suppurés sont plus rares,
leur évolution est moins avancée ; ils siègent surtout vers le haut de
la pyramide.

La *vessie*(1) présente des lésions remarquables. Il s'agit d'une sclérose
avec infiltration graisseuse des points sclérosés ; les fibres musculaires
subissent une atrophie simple complète.

Cœur : lésion identique à celle de la vessie.

BACTÉRIOLOGIE. *Pendant la vie* les urines et le sang de ce malade
ont été étudiés.

Urine recueillie aseptiquement dans la vessie, montre, à l'examen
des lamelles, la bactérie pyogène seule. Dans les cultures sur plaques
cet organisme prédomine beaucoup, mais on y voit quelques streptocoques.

Sang examiné pendant un accès de fièvre reste stérile dans les
cultures sur gélatine.

AUTOPSIE, *dix-sept heures* après la mort par un temps froid.

Urine de la vessie examinée sur lamelles, donne un résultat semblable à l'examen fait pendant la vie.

Urine du bassinet droit contient très nombreuses les bactéries
pyogènes associées à quelques streptocoques : par la méthode des
plaques ces deux organismes sont isolés. Le bassinet gauche n'a
pas été examiné.

Les deux reins donnent par les cultures sur bouillon, sur gélatine
et sur agar glycériné, la *bactérie pyogène à l'état de pureté.*

---

(1) Présentée par nous à la Société anatomique, avril 1888.

Le sang qui sur les lamelles paraît ne pas contenir de micro-organismes donne la culture pure du *bacterium pyogenes*.

La rate contient, elle aussi, le même microbe à l'état de pureté.

OBSERVATION X

Résumé. — *Vieux rétréci et prostatique ; sclérose très ancienne des deux reins; infection générale simple par le* bacterium pyogenes ; *néphrite descendante ultime, diapédétique d'un côté, suppurée de l'autre ; constatation de la* bactérie pyogène *pure dans le rein, malgré la variété des organismes contenus dans les urines du bassinet; mort cachectique sans fièvre, le malade étant très âgé : énorme diminution de l'urée excrétée.*

M..., âgé de 72 ans, entré le 22 juin 1888, salle Civiale, lit nº 13.

Chaudepisse à 27 ans. Il y a douze ans, rétention d'urine, cathétérismes répétés ; dilatation jusqu'au nº 38 de Béniqué.

Il y a six ans, urétrotomie interne par M. Guyon ; on dilate jusqu'au 40 Béniqué. Il y a un an, nouvelle dilatation jusqu'au nº 38.

Entre de nouveau à Necker en décembre 1887 avec des symptômes de calcul vésical et M. Guyon fait, le 4 janvier 1888, la lithotritie. Pendant quatre mois le malade reste bien portant.

Depuis six semaines, le malade avait des hématuries persistantes, quand le 22 juin on lui mit une sonde à demeure, nº 14. Le 23, dilatation jusqu'à la bougie nº 22, mais les nombreux rétrécissements étant très élastiques, on ne passait plus le 28 juin que le nº 13. Le 30, le malade est mort avec des symptômes d'urémie comateuse, sans fièvre.

La sécrétion urinaire était très diminuée. Le 28 juin, un litre d'urine contenant 6 grammes 40 d'urée par litre.

Le 29 juin, un quart de litre d'urine contenant 5 grammes par litre.

Autopsie *huit heures* après la mort.

Le *rein droit* présente un volume normal; il est entouré d'une coque fibro-graisseuse, adhérente à la capsule épaissie. Celle-ci se détache à grand'peine, entraînant des lambeaux du tissu rénal.

La surface du rein est extrêmement irrégulière, elle présente un aspect mamelonné dû à des sillons et des dépressions irrégulières. On y voit quelques petits kystes à contenu transparent et des abcès miliaires qu'on ouvre en détachant la capsule.

A la coupe, les deux substances sont peu distinctes, on voit des kystes, des traînées purulentes rayonnées, irrégulières, et des abcès miliaires.

Le bassinet et les calices sont dilatés et contiennent quelques petits calculs irréguliers, de l'urine sanglante visqueuse, d'odeur infecte. Les parois du bassinet sont d'une couleur rouge violacée uniforme.

Le *rein gauche* est très altéré : il est déchiré pendant l'ablation par la voie lombaire. Les lésions qu'il présente sont très avancées. Il est très petit, atrophié, entouré d'un tissu fibro-lipomateux, dense, épais, qui lui adhère intimement.

A la coupe, on constate une atrophie extrême de la substance rénale réduite à une coque d'un centimètre, d'épaisseur au niveau du point le mieux conservé, presque disparue ailleurs. La portion conservée du tissu rénal ne dépasse pas le volume d'une grosse noix ; ce tissu ne présente pas trace d'aspect normal, on n'y distingue plus ni substance corticale ni pyramides. Il est gris-panaché, parsemé de taches rouges, de petits kystes à contenu clair, transparent, et de traînées jaunâtres puriformes.

Le rein est remplacé par une vaste poche cloisonnée, à loges communicantes. La paroi de ces loges est formée par une membrane fibreuse épaisse, blanche à la coupe ; la surface interne est lisse et rosée.

Le contenu n'a pu être examiné à cause de la déchirure produite à l'autopsie.

Il s'agit en somme d'une pyélite ancienne avec dilatation et atrophie extrême du tissu rénal. C'est très probablement un ancien rein calculeux.

ÉTUDE HISTOLOGIQUE. — *Rein gauche.* C'est un rein scléreux dans lequel l'infection générale s'est accusée par une diapédèse finale.

Dans la substance médullaire on voit un tissu fibreux dense, ancien, strié par des tubes dont un grand nombre contiennent des cylindres colloïdes. Dans des portions très étendues, les canalicules sont réduits à de simples fentes conservant ou non des débris d'épithélium. Dans la substance corticale la sclérose est arrivée au dernier degré ; c'est à peine si dans certaines portions on distingue des canaux à épithélium granuleux ou contenant des cylindres colloïdes : par places, un groupe de tubes contournés est dilaté, leur épithélium étant complètement atrophié. Les glomérules sont presque tous fibreux ; quelques-uns, de dimensions gigantesques, présentent une sclérose moins avancée.

Dans le tissu conjonctif on distingue des vaisseaux sclérosés, souvent entourés d'une zone de diapédèse vivement colorée, les foyers de globules blancs siègent volontiers autour des glomérules, et on en

voit qui traversent la capsule épaissie pour pénétrer dans leur intérieur. Tout autour des principaux vaisseaux, il existe de larges zones
de tissu musculaire lisse, dont les fibres sont parallèles à la direction
des vaisseaux.

Rein droit. Sclérose ancienne semblable à celle du côté gauche,
mais un peu moins accusée. Les glomérules géants existent en plus
grand nombre. Les lésions de diapédèse sont remplacées ici par la
suppuration; il existe un grand nombre de foyers plus ou moins
caséeux. Presque tous ont leur siège sous la capsule, dans la substance
corticale, mais on en voit quelques-uns entre la capsule et le rein, et
d'autres *dans l'intérieur de la capsule* elle-même.

Bactériologie. — *Le rein gauche* s'étant déchiré au moment de
l'extraction, n'a pas été l'objet d'une étude bactériologique.

Urètre. Le méat a été bouché avec du coton stérilisé immédiatement après la mort. Dans les lamelles du raclage de l'urètre on trouve
la bactérie pyogène associée à des microcoques. Les cultures sont
liquéfiantes.

Urine de la vessie. En lamelles, grande variété de bactéries. Par la
méthode des plaques on isole la bactérie pyogène.

Urines du bassinet droit. Deux tubes de gélatine ensemencés par
cultures directes, deux plaques de gélatine, enfin des tubes sont
faits avec le pus provenant de différents abcès.

Tous ces ensemencements donnent la *bactérie pyogène à l'état de
pureté.*

Coloré sur lamelles, le pus des abcès contient en assez grande
quantité cette seule bactérie.

Des cultures du sang et des différents organes n'ayant pas été faites,
on pourrait douter de l'infection générale, mais les lésions de diapédèse corticale finale, observées dans le rein gauche, nous autorisent à
admettre cette infection; cela est encore démontré par la localisation
des lésions suppuratives dans le rein droit.

OBSERVATION XI.

Résumé. — *Ancien prostatique avec rein interstitiel par obstacle simple,
sans grande dilatation et sans pyélite : urines contenant le bacterium
pyogenes, fièvre modérée; cathétérisme traumatique; forte élévation de la température; mort en trente-six heures; on retrouve
dans le sang, les reins et les bassinets, treize heures après la mort, la
bactérie pyogène; les lésions du rein étaient celles d'une ancienne
néphrite par dilatation simple chez un vieillard; sur ces lésions est
venue se greffer une néphrite diffuse, avec lésions dégénératives de*

*l'épithélium et infiltration par diapédèse du tissu conjonctif, aboutis-
sant à la formation d'abcès miliaires observés à leur début.*

S..., âgé de 71 ans, entré le 16 avril 1888, salle Saint-Vincent, lit
n° 7. Pas d'antécédents blennorrhagiques. Il y a cinq ans, après avoir
eu quelques difficultés dans la miction, le malade fut pris de rétention ; il entra à l'hôpital Cochin où on lui pratiqua plusieurs ponc-
tions de la vessie. Il resta trois mois à l'hôpital.

Depuis cette époque le malade a toujours uriné avec difficulté, les
urines ne sont jamais complètement claires. Parfois, sans cause bien
déterminée, des douleurs rénales plus marquées à gauche sont sur-
venues. Pas de coliques néphrétiques.

Tous ces phénomènes s'étant accusés dans ces derniers temps, le
malade entre à Necker.

Au moment de son entrée, nous constatons une rétention incomplète sans grande distension : la vessie se vide mal et garde à peu
près 80 grammes de liquide après la miction. Les mictions sont fréquentes, très pénibles et douloureuses.

L'urine (1,500 grammes dans les vingt-quatre heures) est trouble,
avec dépôt purulent abondant.

La vessie présente une contractilité très amoindrie.

La prostate est globuleuse, augmentée uniformément de volume. A
l'explorateur on constate un allongement de la partie prostatique
du canal et quelques inégalités à ce niveau.

Le rein droit est augmenté de volume ; on sent très bien le ballottement de ce côté. L'organe est sensible à la pression limitée
dans la région lombaire. L'uretère droit est douloureux à la pression
exercée au niveau de son point d'entrée dans le bassin.

Le rein et l'uretère gauches ne sont pas douloureux.

L'état général est médiocre : l'appétit très diminué, la langue humide. Température 38°. Le malade est légèrement athéromateux.
Rien au cœur.

Pendant quelques jours il reste à l'hôpital et s'améliore un peu à
la suite de l'évacuation vésicale et des lavages boriqués.

Le 19, il présente, le soir, 39° de température, mais le lendemain
il est bien ; on éprouve pourtant quelques difficultés à le sonder.

Le 22, la sonde passant difficilement, le malade saigne pendant le
cathétérisme fait par un externe à dix heures du matin. Vers midi
il a un violent frisson, et le soir sa température monte à 40°6.

Le 23 au matin, le malade est dans la stupeur, sa respiration est
embarrassée ; sa langue, sèche, brunit au milieu.

La quantité d'urine a beaucoup diminué, elle est à peine de

400 gr., qui contiennent 2 gr. d'urée et une notable quantité d'albumine floconneuse rétractile.

Malgré l'emploi des injections sous-cutanées de bromhydrate de quinine, le malade empire ; le soir il a perdu connaissance, la respiration a pris le type de Cheyne-Stokes. La température est à 40°.

A huit heures du soir, mort.

Autopsie des reins *treize heures* après la mort.

Rein droit légèrement augmenté de volume. Capsule détachée facilement, non épaissie. La surface de ce rein est partagée en lobes par des sillons très profonds, qui paraissent dus à la persistance d'un état congénital plus qu'à la néphrite interstitielle. Les lobes présentent des dépressions irrégulières, souvent ecchymotiques, tranchant, par leur teinte plus foncée, sur la couleur rouge sombre de l'organe. Par-ci par-là, on voit quelques petits kystes à contenu clair, dont le volume ne dépasse guère celui d'une tête d'épingle.

Vers la partie moyenne de la face antérieure, et surtout dans le tiers inférieur de la face postérieure, on voit de nombreuses *petites saillies* de couleur blanc gris, de la grosseur d'un grain de millet, ayant l'aspect de petits abcès miliaires crus. Si l'on pique une de ces saillies, on voit qu'elles ne contiennent pas de pus, et le microscope montre qu'elles sont formées par de la graisse.

A la coupe, ce rein apparaît rouge, fortement congestionné dans sa portion médullaire qui est bien rayonnée, et surtout dans la substance corticale, granitée.

Les artères présentent un léger degré d'athérome. Le bassinet à peine dilaté, contient de l'urine purulente. Ses parois sont très congestionnées et présentent de grandes ecchymoses.

Rein gauche, légèrement augmenté de volume ; sa capsule est mince et facile à détacher. La surface du rein présente quelques sillons et trois ou quatre dépressions irrégulières, fragmentées, mais beaucoup moins que dans le rein droit. On y voit encore quatre petits kystes, dont le plus grand atteint le volume d'un petit pois.

A la coupe le rein est congestionné, les deux substances sont bien distinctes. La substance médullaire plus foncée présente des stries rayonnées. Dans une pyramide on voit, vers le milieu de sa hauteur, un point jaune, grand comme un gros grain de millet, formé par de la graisse. La substance corticale présente des stries blanchâtres.

Bassinet gauche non dilaté, contient des urines purulentes. Les parois sont très arborisées, de couleur ardoisée et présentent des ecchymoses nombreuses.

La suite de l'autopsie n'a pu être pratiquée.

Etude histologique. — *Rein droit*. Au niveau de la *substance médullaire* on note le développement du tissu conjonctif adulte qui sépare les tubes. Les tubes collecteurs sont souvent dilatés et remplis par de petites cellules cubiques, indifférentes ; quelques anses de Henle conservent leur épithélium normal ; pour la plupart elles ont un revêtement formé par des cellules granuleuses ou en dégénérescence graisseuse. Un grand nombre de tubes collecteurs et d'anses de Henle présentent des cylindres granuleux : alors l'épithélium aplati forme une mince bordure autour du cylindre.

Dans la substance corticale, on voit des endroits dans lesquels les glomérules sont en transformation fibreuse plus ou moins avancée, et, à ce niveau, quelques bandes conjonctives dissociant les tubes, mais ce sont là des lésions anciennes. Dans beaucoup d'endroits le tissu conjonctif lâche, à peine visible, normal, se trouve entre des tubes contournés, dont les épithéliums sont gonflés, sombres, fortement granuleux, à noyaux peu électifs pour les colorants, à limites indistinctes : souvent cet épithélium remplit la lumière du tube. Dans les points correspondants à ces lésions, les glomérules sont gonflés, le paquet vasculaire les remplit et l'on voit entre les capillaires intra-glomérulaires un grand nombre de noyaux fortement électifs. Il existe enfin dans ce rein des portions de la substance corticale où la lésion dominante consiste dans une infiltration embryonnaire, partant des capillaires, pour se répandre autour des glomérules et des tubes contournés ; par places, les cellules lymphatiques pénétrant dans l'intérieur du glomérule et des tubes qu'elles dilatent en refoulant leur épithélium contre la paroi. D'autres tubes, perdus dans ces foyers embryonnaires, sont à peine reconnaissables aux granulations et à la couleur jaune brun de leurs cellules. Dans quelques foyers la partie centrale dégénérée constitue du pus.

Le *rein gauche* présente des lésions analogues. Il n'y a pourtant pas de véritable abcès et l'infiltration embryonnaire, plus discrète, laisse mieux apprécier les lésions épithéliales.

Bactériologie (Autopsie de treize heures). — Dans l'*urètre* antérieur et dans l'urètre postérieur, l'examen sur lamelles montre quelques rares bactéries paraissant être le *bacterium pyogenes*.

Dans la vessie, bacterium pyogenes paraissant pur sur les lamelles.

Le *bassinet gauche* contient sur les lamelles la bactérie pure ; ce résultat est confirmé par les cultures.

Le *rein gauche* n'a pas cultivé. Le *bassinet droit* et le rein contiennent sur lamelles et en culture, la *bactérie pyogène* à l'état de pureté (bouillon, agar, gélatine).

Le *sang* pris dans la veine axillaire contient sur les lamelles quelques très rares bactéries bien visibles par le procédé de coloration de Löfler. Par l'ensemencement, ce sang donne une culture de bacterium pyogenes en points lenticulaires séparés, vérifiée pure.

OBSERVATION XII

Résumé. — *Calculeux ; fièvre urineuse, tentative de lithotritie, grand accès fébrile, taille hypogastrique ; mort le quatrième jour par infection générale produite par le bacterium pyogenes, et par des microcoques; infection rénale combinée par ces deux microbes.*

B..., âgé de cinquante-trois ans, entré le 3o janvier 1888, salle Civiale, lit n⁰ 9.

Ce malade n'a jamais eu aucune affection du côté des voies urinaires. Pas de chaudepisse. La santé générale a toujours été très bonne jusqu'au début de l'affection actuelle.

Il y a quatre ans, il a commencé à sentir dans les reins des douleurs d'abord sourdes, puis exagérées par l'exercice, la marche, la voiture; ces douleurs n'ont jamais eu franchement le caractère de colique néphrétique.

Avec ces douleurs survinrent quelques troubles de la miction, puis les symptômes classiques des calculs vésicaux. Depuis un an, les douleurs rénales sont disparues.

Les urines sont habituellement assez claires. Elles contiennent pourtant un léger dépôt purulent. Elles ont été plusieurs fois teintées de sang.

Le canal est libre et assez large, sauf au méat.

Prostate normale. La vessie est douloureuse à la pression rectale et hypogastrique. Les reins sont indolents et non augmentés de volume. Le malade a été plusieurs fois sondé en ville et on a constaté la présence d'un calcul.

Avec l'explorateur métallique on sent un calcul unique, volumineux de cinq à six centimètres, probablement dur.

Lithotritie le 1ᵉʳ février. La veille au soir, 31 janvier, le malade avait un peu de fièvre, 38⁰ 6.

Un petit débridement du méat est nécessaire pour l'introduction du lithotriteur. La prise est faite aussitôt sur une pierre de cinq centimètres et demi, dure, et qui résiste à l'instrument et au marteau.

Les manœuvres ne sont pas poussées plus loin et la taille hypogastrique est fixée au samedi 4 février, devant l'échec de lithotritie. Le jour de cette tentative de lithotritie, le malade est pris dans l'après-midi, d'un violent frisson, d'un grand accès fébrile ; le soir sa température atteint 41⁰2. Sueurs profuses, langue sèche, abattement : cathétérisme et lavage boriqué de la vessie.

Le lendemain 2, état toujours sérieux, température à 40⁰8. Dans la journée cet accès prolongé se termine et la température retombe à 37⁰ 2.

Le 3, état assez médiocre; la température à 37⁰2, le matin, et

38°4 le soir. L'urine est légèrement trouble, uniformément louche. Le malade depuis hier vide incomplètement sa vessie. Cathétérisme et lavage boriqué deux fois par jour.

Le 4, température à 37°4, état assez satisfaisant. La *taille hypogastrique* est pratiquée. Ballon rectal 400 grammes, vessie 400 grammes. Taille facile sans accident. Extraction d'un gros calcul de 82 grammes, unique, dur, avec une mince chemise phosphatique.

La muqueuse vésicale, examinée après la taille, est rouge et fongueuse au trigone. Suture incomplète de la vessie, drainage ordinaire ; suture parallèle en étage. Le soir 39°2, état assez bon, l'urine est claire, les tubes fonctionnent bien ; la langue est un peu sèche.

Le 5, état médiocre, fièvre persistante, 40°2, 37°8.

Le 6, état stationnaire, température 39°, langue sèche, pouls très rapide. Dypsnée marquée ; le malade est abattu.

Le 7, la situation s'aggrave, la température reste à 39°, le malade a eu du délire dans la nuit, la dyspnée est vive. Anxiété. On constate les signes d'une congestion prononcée de la base du poumon gauche. Le pansement est défait et remplacé ; l'état local est parfait, les urines sont claires.

Le 8, délire, le malade s'est levé dans la nuit, tous les symptômes se sont aggravés. Il se plaint d'une vive douleur dans la jambe gauche, et on trouve un empâtement profond dans le mollet. Le soir, collapsus, pouls petit, irrégulier, température à 39°.

Mort le 9 à cinq heures du matin.

L'autopsie de l'appareil urinaire est faite par la plaie de la taille agrandie, *huit heures* après la mort. Les reins, la rate, et un morceau de foie sont ainsi enlevés.

Les *deux reins* présentent un aspect extérieur et des lésions identiques. Ils sont gros, pâles, mous et friables. La capsule se décortique très facilement. La teinte générale de la surface est d'un gris jaunâtre, marbrée de taches rouges, d'un piqueté ecchymotique. très fin, et de zones jaunâtres, d'infiltration purulente. En outre, il existe à la surface, dans les deux reins, plusieurs points saillants d'un blanc jaunâtre franc (abcès miliaires corticaux sous-capsulaires).

A la coupe, les lésions des deux reins sont identiques encore. La substance corticale est notablement diminuée d'épaisseur. La substance médullaire a gardé son volume normal à peu près.

Dans la substance corticale existent de très nombreux abcès miliaires disséminés, présentant tous les degrés de développement : abcès infiltrés et crus, punctiformes ; pus collecté en gouttelettes. La substance pyramidale est rayonnée de traînées jaunâtres divergentes, d'infiltration purulente.

Du côté droit, le bassinet et l'uretère sont à peine dilatés, légèrement épaissis. Leur muqueuse a sa coloration normale avec quelques arborisations vasculaires.

A gauche, le bassinet est plus dilaté, plus épaissi, coloré en gris ardoisé, avec des ecchymoses multiples. L'uretère est dilaté notablement et épaissi. L'urine contenue dans les bassinets est louche, chargée de flocons.

La rate et le foie ont leur aspect normal ; consistance un peu molle.

ÉTUDE HISTOLOGIQUE. — Les *deux reins* sont atteints de néphrite suppurée diffuse et présentent des lésions analogues à celles qui ont été décrites chez d'autres malades ; infiltration embryonnaire, destruction des cellules épithéliales qui participent à la formation du pus, etc. Remarquons seulement que dans la substance médullaire les lésions sont peu marquées, tandis que la plus grande portion de la substance corticale est complètement détruite. Il existe un léger degré de sclérose ancienne plus visible vers le sommet des pyramides.

BACTÉRIOLOGIE. — *Urine recueillie dans la vessie pendant la vie* montre associés la bactérie et le streptocoque pyogène.

L'urine du bassinet contient les mêmes organismes.

Les abcès miliaires rénaux semblent, à l'examen sur les lamelles, ne contenir que la bactérie pyogène en grande abondance, sauf l'un d'eux où il paraît exister quelqu'autre bactérie. Les cultures permettent d'isoler la bactérie qui, pendant les premiers jours, pousse seule ; plus tard, il y a eu une liquéfaction secondaire.

Sur les coupes du rein nous avons constaté, dans un foyer situé près de la pointe d'une pyramide, la présence de quelques mono et diplocoques. Évidemment il faut attribuer à ces microcoques la liquéfaction secondaire observée dans les cultures.

Le *sang* pris dans la veine axillaire donne, à la culture, la bactérie pyogène associée à une autre bactérie.

Le *foie* donne une culture liquéfiante, de laquelle on peut isoler des coques, la bactérie pyogène, et un autre bâtonnet.

La *rate* n'a été ensemencée que sur un tube, elle donne le bacterium pyogenes.

OBSERVATION XIII

RÉSUMÉ. — *Rétréci, prostatique ; type de néphrite ascendante suppurée rayonnante ; la lésion rénale est produite par une infection combinée du bacille liquéfiant, déjà mentionné, et de la bactérie pyogène ; la mort est due à l'insuffisance rénale et à l'infection générale (embolies microbiennes) ; pas de fièvre (vieillard de 68 ans).*

P..., âgé de 68 ans, entré le 28 août 1888, salle Civiale, lit n° 6.

Chaudepisse à 28 ans, pas de symptômes de rétrécissement. Depuis un an, il a quelquefois des hématuries légères qui paraissent provoquées par la fatigue, et se montrent irrégulièrement. Depuis le 6 mars, phénomènes de prostatisme à la première période. Pas de rétention, pas d'incontinence. La miction est légèrement douloureuse.

Examen : Urètre postérieur, un peu de pus ; urètre long, vessie vaste, ne se vide pas complètement. Prostate volumineuse, reins non douloureux : ne sont pas perçus au palper. Uretères non douloureux à la pression.

Exploration métallique (par M. Kirmisson).

Beaucoup de pus dans l'urine. Cachexie profonde.

Il a peu de fièvre. Pas d'appétit. Lavages boriqués sans amélioration. Urines fétides.

Mort par cachexie, le 7, à 11 heures du soir.

Autopsie des reins, *seize heures* après la mort.

Rein gauche. Gros, lisse, de couleur violacée, marbré de points blancs, qui répondent à des abcès corticaux non ramollis. Il pèse 315 grammes y compris le bassinet et l'urine qui y est contenue. 226 grammes sans bassinet.

La capsule très vascularisée, opaque en arrière, est mince, lisse, transparente partout ailleurs ; elle adhère au tissu du rein.

Malgré la dilatation du bassinet et l'érosion de quelques pyramides, la substance rénale, au lieu d'être aplatie, est hypertrophiée.

Cette hypertrophie porte presque exclusivement sur la substance corticale, y compris les colonnes de Bertin. L'ensemble de la coque rénale a trente-deux millimètres dans son point le plus épais, et deux centimètres au niveau des calices les plus dilatés. Dans la coupe on voit, sur un fond lardacé, des stries rouges et blanc-grisâtres rayonnées qui dessinent les tubes dans les pyramides, et s'étendent en droite ligne de celle-ci à la surface du rein. Il existe en outre quelques abcès ramollis, dont le plus grand est un peu plus gros qu'un grain de millet. Ils existent dans la substance corticale sus et interpyramidale. Dans une étendue de un centimètre carré la substance corticale sous-capsulaire présente une teinte hémorragique foncée.

Les pyramides, bien distinctes de la substance corticale, présentent leur sommet érodé, quand elles sont au centre de l'organe, tandis qu'elles conservent leur pointe arrondie vers les extrémités du rein.

Le bassinet gauche est très dilaté, arborisé, contenant de l'urine purulente très fétide, mais ses parois sont minces et souples, demi-transparentes.

L'uretère présente des altérations semblables; il a la grosseur d'une plume à écrire.

Le rein droit, énorme, pèse avec le bassinet et l'urine contenue 5oo gr., 34o gr. sans le bassinet. Il est lisse, régulier, présentant par places l'aspect marbré du rein gauche, mais on voit en outre de grandes étendues de la surface de couleur blanc gris uniforme. Dans un point de la surface, en arrière, on voit un petit lipòme, formé aux dépens d'une capsule surrénale accessoire ; il a le volume d'une petite noisette. La capsule mince n'adhère pas au parenchyme ; elle laisse voir par transparence les abcès miliaires crus, qui donnent l'aspect marbré et quelques petits abcès ramollis. Deux de ces dernières atteignent le volume d'une lentille.

A la coupe, ce rein a un aspect lardacé remarquable. Par places, une grande tache gris blanchâtre comprend les deux substances, qui cependant restent distinctes.

Dans d'autres endroits on voit cet aspect strié, mélangé de gris et de rouge, qui dessine les tubes des pyramides et les collecteurs interlobulaires, signalé dans le rein gauche. Dans ces dernières portions, quelques rares abcès miliaires ramollis.

L'hypertrophie porte sur les deux substances, quoiqu'elle soit plus marquée dans la substance corticale, surtout dans les colonnes de Bertin.

Le sommet des pyramides est érodé, l'area cribosa très irrégulier.

Le bassinet droit très dilaté ainsi que les calices, contient de l'urine purulente et fétide. Les parois sont minces, souples et très arborisées.

L'uretère est semblable à celui du côté opposé.

Les artères rénales et leurs branches sont un peu athéromateuses ; quelques vaisseaux sus-pyramidaux restent béants à la coupe.

Suite de l'autopsie, trente heures après la mort.

Poumons emphysémateux, traces de tubercules atrophiés aux deux sommets ; adhérence totale de la plèvre droite.

Cœur énorme, graisseux : athérome valvulaire très marqué; plaques légères d'athérome sur l'aorte ; pas de lésions d'orifice.

Intestins et autres viscères, rien.

Estomac. — Congestion légère, il est un peu digéré, mais il n'y a pas d'ulcération proprement dite.

Foie un peu graisseux, ne paraît pas amyloïde.

Appareil urinaire. — Grosse prostate sénile.

Vessie spacieuse et injectée ; en somme rien de notable.

ÉTUDE HISTOLOGIQUE. — *Rein gauche.* Substance corticale. Lésions variables suivant les endroits : 1° portions où le parenchyme est détruit ; dans une masse d'éléments embryonnaires, caséeux, mal colorés, on distingue des cordons sinueux plus foncés qui répondent aux tubes contournés, dont l'épithélium n'est plus distinct ; 2° portions moins altérées, dans lesquélles des bandes rosées de tissu conjonctif séparent de tubes dilatés, à épithélium nucléaire, encore distinct pour quelques-uns, desquamé ailleurs, et formant une masse granuleuse qui remplit le conduit. Dans ces endroits, les glomérules sont hypertrophiés, leur capsule est peu épaisse, le bouquet vasculaire contient un grand nombre de noyaux interstitiels, et quelques-uns présentent une prolifération desquamative de leur épithélium ; 3° il existe des zones de transition où l'on voit des foyers d'infiltration dont les cellules sont encore distinctes.

La substance médullaire est d'une façon générale mieux conservée, il existe pourtant des portions où elle est détruite. Presque partout, on voit un tissu conjonctif peu dense, parcouru par des vaisseaux dilatés et des tubes plus ou moins atrophiés. Quelques canalicules sont dilatés et leur épithélium mal limité, granuleux, remplit la lumière ; autour de ces tubes dilatés on voit souvent des foyers d'infiltration. Par l'étude des coupes transversales, on voit, mieux que par les coupes en long, qu'un grand nombre de canalicules sont conservés.

Un point frappant dans l'étude de ce rein est la dilatation des capillaires, aussi bien dans la substance corticale que dans la portion médullaire. Dans la partie la plus superficielle du rein, ils forment de véritables petits sinus anastomosés. De grandes portions du rein sont infiltrées par des foyers hémorragiques ; les globules se répandent de préférence autour des glomérules, mais un grand nombre de ceux-ci présentent des hémorragies internes produites par la déchirure des capillaires glomérulaires.

Rein droit. Néphrite suppurée diffuse, plus avancée presque partout : les lésions de ce rein répondent à celles décrites dans la première portion de la substance corticale du rein gauche ; elles sont semblables à celles du rein de l'observation I, mais plus avancées.

La substance médullaire est un peu mieux conservée, on voit encore quelques tubes conservant en partie leur structure, quoique contenant des cellules épithéliales atrophiées.

BACTÉRIOLOGIE. — *Rein gauche.* Sur deux tubes inoculés avec le parenchyme de ce rein, la bactérie pyogène est à l'état de pureté dans un tube, tandis que dans le second, elle se développe, associée à un grand nombre de micrococques ; peut-être même existe-t-il une autre bactérie. Dans les lamelles nous avions déjà constaté, dans un abcès miliaire, la présence simultanée de quelques rares *microcoques* associés à la *bactérie*.

Les urines du bassinet contiennent des masses énormes formées par des bâtonnets et des microcoques.

Rein droit. A l'examen sur lamelles, les abcès miliaires de ce rein paraissent ne contenir que la bactérie pyogène, mais par la culture on voit que, dans ces abcès et dans le parenchyme, il existe des microcoques semblables à ceux du rein gauche.

Urines du bassinet semblables à celles du rein gauche.

Sur les *coupes* des deux reins colorés par le Weigert, après l'action du liquide de Müller, on voit un exemple frappant d'infection combinée. Certains tubes sont remplis de bacterium pyogenes, tandis que, à côté, on en voit d'autres plus nombreux, qui contiennent ce fin bacille liquéfiant que j'ai déjà mentionné. En étudiant la substance corticale, on voit des embolies microbiennes nombreuses siégeant de préférence près des glomérules ; elles sont formées les unes par le bactérium, les autres par le petit bacille, et ces dernières sont les plus nombreuses. On peut donc en conclure qu'il existe ici une *infection combinée*, se faisant à la fois par la voie ascendante et par la voie circulatoire (Pl. I, fig. 5).

OBSERVATION XIV

Résumé. — *Cancer de la vessie : rétrécissement de l'urètre ; dilatation rapide du rétrécissement ; infection combinée par le bacterium pyogenes et un autre bacille ; mort ; abcès prévésical à microbes variés : bassinet et abcès rénaux ne contenant que les deux organismes mentionnés.*

X... entre en avril 1888 dans le service de M. le professeur Le Fort, salle Malgaigne. On diagnostique un rétrécissement urétral et la dilatation brusque est pratiquée. A la suite surviennent des accidents fébriles infectieux et le malade meurt.

A l'autopsie, quarante heures après la mort, gros cancer de la vessie (1) siégeant au sommet et à la face antérieure de l'organe : abcès pré-vésical considérable. Absence congénitale du rein gauche. Le rein droit, entouré d'une couche de graisse légèrement adhérente, est gros, de couleur rouge sombre, et criblé de petits abcès miliaires crus. A la coupe on voit de nombreux petits abcès miliaires crus dans la substance corticale, et des traînées purulentes plus marquées dans la portion médullaire.

(1) Cette pièce a été présentée à la *Société anatomique* par notre collègue Thiéry.

HISTOLOGIE. — Le rein présente les caractères ordinaires d'un rein de néphrite à la fois ascendante et descendante. Il est à remarquer que les glomérules présentent un volume considérable, ce qui est en rapport avec l'absence congénitale du rein gauche.

BACTÉRIOLOGIE. — Les cultures de l'abcès pré-vésical contiennent des microcoques et des bacilles variés.

L'urine du *bassinet* paraît sur les lamelles ne contenir que la bactérie pyogène, mais à la culture on voit en outre un autre bacille plus petit, plus grèle, liquéfiant la gélatine.

Les *abcès miliaires* présentent les mêmes caractères : pureté apparente sur les lamelles ; association au bacille liquéfiant dans les cultures. L'étude des coupes colorées par le Weigert simple font voir que ces petits bacilles sont surtout abondants dans la substance pyramidale.

OBSERVATION XV

RÉSUMÉ. — *Prostatique et calculeux ; infection ascendante simple des reins ; sclérose consécutive produite par le bacterium pyogenes trouvé à l'état de pureté dans les reins ; pas de microbes dans le foie, dans la rate ni dans le sang ; mort subite par congestion pulmonaire.*

B..., âgé de 70 ans, entré le 23 février 1888, salle Saint-Vincent, n° 5.

Blennorrhagie à vingt ans. Il y a deux ans, mictions fréquentes, longues et pénibles : rétention d'urine, puis il fut obligé de se sonder pendant un mois. Les mêmes symptômes, plus caractérisés cette fois, sont revenus, et à la suite d'une nouvelle rétention, le malade entre à Necker. Pas de fièvre. A l'examen on constate : Urètre libre ; la portion prostatique est très allongée ; l'explorateur ramène un peu de pus. Vessie distendue, ne se vidant pas, non sensible à la pression. Le malade est sondé quatre fois par jour. Uretère non sensible à la pression abdominale. Reins non sensibles à la pression : le rein gauche est volumineux, mais on ne sent pas le ballottement. Polyurie (4 litres), urine trouble avec dépôt purulent, contenant, par litre, 3 gr. 85 d'*urée*, 7 gr. 65 de sucre et des traces d'albumine. La prostate est grosse, dure, le lobe droit est un peu plus volumineux. Rien à noter dans l'appareil génital. Athérome artériel généralisé : cœur sain. L'état général est bon, pas de fièvre, peu d'appétit, langue étalée, blanche, humide.

Par l'explorateur on constate la présence de plusieurs calculs logés dans le bas-fond de la vessie.

Le 14 mars, *lithrotritie* avec toutes les précautions antiseptiques : la vessie étant devenue intolérante, M. Guyon remet à une séance ultérieure la fin de l'opération. Dans la dernière prise, la vessie se contractant beaucoup, un petit lambeau de la muqueuse est arraché par le lithotriteur. Sonde à demeure; lavages boriqués toutes les deux heures. La température reste à 37°; tout allait bien, quand le huitième jour, la sonde à demeure fut retirée à dix heures du matin. A une heure du matin, le malade mourut subitement après avoir présenté une dyspnée extrême.

Examen des urines pendant la vie :

Réaction acide. Albumine, traces à tous les examens.

29 février 4 lit. Urée 3 gr. 85. Par vingt-quatre heures 15 gr. 40
3 mars 4 1/2 — 5 gr. 12. — 23 gr. 04
6 mars 3 — — 7 gr. — 21 gr.
7 mars 3 — — 7 gr. 20 — 21 gr. 60

Sucre dosé le 3 mars, 7 gr. 65 par litre.

AUTOPSIE.— *Rein gauche* enlevé *quatorze heures* après la mort, par un temps de neige ; les viscères sont encore chauds. Ce rein est gros, il pèse 270 grammes.

La capsule, normale, se détache facilement. La surface rénale est rouge granité ; de longs sillons peu profonds la partagent en lobes. Par-ci, par-là, il existe des points déprimés plus pâles. Sur la face antérieure on voit un sillon transversal qui sépare les deux tiers inférieurs du tiers supérieur, occupé presque en entier par un gros kyste multiloculaire, à loges communicantes. Ce kyste s'étend de la capsule qu'il soulève, jusqu'au bassinet dont il est séparé par un tissu conjonctif lâche, il contient un liquide clair, sans éléments figurés. La paroi très mince est lisse dans sa surface interne, adhérente au tissu rénal par sa surface externe.

A la coupe, la substance corticale, très congestionnée, apparaît peu diminuée d'épaisseur, elle est bien distincte de la portion médullaire, sauf au niveau de la pyramide précédant le grand kyste, où les deux substances se trouvent confondues. A ce niveau, on voit un seul petit abcès miliaire. Disséminés dans la coupe, on voit plusieurs petits kystes à contenu clair ou puriforme par desquamation épithéliale. Le bassinet est dilaté et très congestionné. L'uretère, gros comme une plume à écrire, présente des parois légèrement épaissies.

Le *rein droit* enlevé trente-deux heures après la mort pèse 200 grammes. La capsule, normale, se détache facilement. A la surface, quelques étoiles de Verheyen tranchent sur le fond gris rouge de l'organe. Disséminées un peu partout se voient quelques cicatrices déprimées, irrégulières ; enfin, on distingue quatre ou cinq petits kystes dont la grosseur varie d'un grain de millet à un petit pois. A la coupe, le rein congestionné laisse écouler du sang. Les deux substances sont bien distinctes et leurs proportions sont conservées. Bassinet non dilaté, contenant une petite quantité d'urine puriforme. Uretère un peu plus gros qu'à l'état normal ; ses parois, ainsi que celles du bassinet, sont un peu épaissies.

Vessie à capacité augmentée, présente les lésions de la cystite pseudo-membraneuse, étendues à toute la muqueuse, sauf au niveau du bas-fond où logeaient les calculs. Dans ce point, la muqueuse est lisse et une ecchymose peu étendue marque l'endroit blessé par le lithotriteur. Ouvertures urétérales non forcées.

Prostate très hypertrophiée.

Cœur gros, flasque.

Poumons très congestionnés, ecchymoses.

ÉTUDE HISTOLOGIQUE. — *Rein droit.* — C'est un rein scléreux ordinaire, avec distribution irrégulière de la sclérose. A remarquer quelques foyers embryonnaires dans les coupes de la substance corticale. Des étendues assez considérables de cette portion ont subi la *dégénérescence muqueuse* du tissu interposé en larges bandes aux tubes urinifères. L'épithélium des canaux contournés est très granuleux, à limites cellulaires effacées, en partie graisseux. Un grand nombre de glomérules présentent l'atrophie fibreuse, d'autres sont hypertrophiés par compensation. Dans la substance médullaire les altérations sont semblables : sclérose avec tubes rétrécis ou dilatés ; altération muqueuse de certaines portions de ce tissu fibreux.

Les artères sont scléreuses ; les faisceaux musculaires péri-vasculaires qui les accompagnent sont souvent en dégénérescence granuleuse.

Rein gauche, lésions analogues, mais il existe quelques abcès microscopiques.

BACTÉRIOLOGIE. — *Rein gauche* (enlevé *quatorze heures* après la mort). L'abcès miliaire examiné sur lamelles contient une grande quantité de bacterium pyogenes, à formes petites et moyennes ; on ne voit pas d'autres bactéries. Ce résultat est confirmé par les cultures qui restent pures de microbes étrangers. Dans les coupes du rein on retrouve la bactérie dans l'intérieur de quelques canalicules.

L'urine du bassinet contient la même bactérie à l'état de pureté, comme le démontrent les lamelles et les cultures.

Rein droit (enlevé trente-deux heures après la mort). Les cultures faites par piqûre du parenchyme donnent la bactérie pyogène à l'état de pureté. Même constatation pour l'urine du *bassinet droit*.

Sang, rate, foie. Cultures négatives.

Il s'agit donc d'une *infection localisée* à l'appareil urinaire

OBSERVATION XVI

Résumé. — *Vieux rétréci, fistules ; reins ne présentant que de petites zones de sclérose avec des portions d'hypertrophie compensatrice. Infection combinée par le* bacterium pyogenes ; *et, probablement par des* microcoques; *prolifération de l'épithélium avant la formation du pus; néphrite suppurée avec abcès miliaires ; mort de pneumonie des vieillards.*

B..., âgé de 75 ans, entré en février 1888, salle Civiale, n° 10.

A l'âge de 16 ans, ce malade avait eu une blennorrhagie, mais il ne souffre des voies urinaires que depuis trois ans. A cette époque il est tombé à cheval sur un tonneau, et ce n'est qu'un mois après que le malade présenta quelques hématuries et des symptômes de cystite. Six mois après la chute, il est entré à Necker, où on constata un rétrécissement urétral et une légère hypertrophie de la prostate. La dilatation fut poussée jusqu'au 40 Béniqué. Depuis, le malade ne s'était plus sondé jusqu'au moment de son entrée à l'hôpital. A l'examen on constate la présence de plusieurs fistules périnéales qui se seraient formées depuis un mois.

L'urètre n'admet qu'une bougie n° 6. La prostate est à peine un peu grossie. La vessie se vide assez bien. Les reins ne paraissent pas augmentés de volume, pourtant du côté droit on perçoit le ballottement.

Urines troubles, purulentes, albumineuses, contenant des cylindres granulo-graisseux. Pas de fièvre.

Urétrotomie interne — le 22 février ; quelques jours après, il se forme un abcès périnéal. Le 12 mars, le malade va mieux, il garde à demeure une sonde n° 18. Le 17, il est pris de pneumonie et meurt le 20 mars, n'ayant présenté qu'une légère élévation de la température.

Autopsie, *trente heures* après la mort, par un temps très froid.

Bon état de conservation. Le *rein droit* présente son volume normal. La capsule non épaissie se détache facilement du rein, dont la surface à peine lobulée présente une couleur rouge un peu marbrée ; à la coupe la substance corticale, plus pâle que la substance médullaire, présente une épaisseur de huit à dix millimètres ; par places, elle est un peu plus mince. La substance médullaire est rouge foncé ; on y voit quelques abcès, gros comme un grain de chènevis, allongés dans le sens des tubes, ils contiennent un pus blanc, crémeux.

Le bassinet non dilaté est finement arborisé, il ne contient qu'une très petite quantité d'urine trouble. L'uretère est sain.

Le rein gauche est un peu plus petit que le droit. La capsule non adhérente est surchargée de graisse. La surface du rein à peine lobulée, présente une couleur rouge pâle, parsemée d'une infinité de petits points blancs, qui, à la coupe, répondent à des traînées purulentes. On ne voit que quelques rares petits abcès, contenant du pus liquide.

A la coupe, la substance corticale présente son épaisseur normale, sauf au niveau des sillons séparant les lobules, où elle se trouve réduite à trois ou quatre millimètres. On y voit quelques kystes transparents, dont les plus volumineux égalent la grosseur d'un petit pois. Partout disséminés dans les deux substances corticale et médullaire, se voient de petits abcès, presque tous crus, quelques-uns ramollis. Le bassinet est un peu dilaté, il est finement arborisé, et contient une petite quantité d'urine purulente, à réaction neutre.

L'uretère est un peu gros. La *vessie* surchargée de graisse, est d'une capacité exagérée ; elle présente quelques ulcérations au niveau du bas-fond.

Prostate légèrement hypertrophiée. Urètre, rétrécissement bulbaire communiquant avec les fistules. *Poumons*, pneumonie suppurée double.

Etude histologique. — *Rein droit*. Néphrite diffuse suppurée, dans un rein dont quelques départements seuls sont atteints de sclérose ancienne, les autres étant hypertrophiés. Dans la *substance médullaire* on voit un développement anormal du tissu conjonctif; par places les tubes sont rétrécis, un grand nombre sont dilatés et remplis de cellules arrondies ; quelques-uns de ces tubes sont entourés d'un manchon allongé, formé par des leucocytes. Dans la *substance corticale* on voit quelques rares zones sclérosées présentant les lésions habituelles, et plus ou moins infiltrées de leucocytes. D'autres portions contiennent des tubes dilatés, à cellules larges et hautes, très granuleuses, souvent desquamées et des glomérules hypertrophiés. Entre les tubes et dans leur intérieur, il existe un grand nombre de leucocytes. Dans d'autres parties les foyers de suppuration ont complètement détruit le parenchyme du rein.

Le rein gauche présente des lésions analogues, mais l'infiltration embryonnaire est plus jeune. On voit très nettement dans ce rein que les lésions épithéliales sont de deux ordres : un grand nombre de tubes, entourés par quelques globules blancs, présentent des cellules dont le noyau se colore vivement et dans leur intérieur il existe d'autres cellules épithélioïdes présentant ce même caractère ; il semble donc que les cellules épithéliales prennent une part active à la formation embryonnaire. D'autres tubes subissent au contraire des lésions de dégénérescence épithéliale pure et entre eux on ne voit pas de leucocytes. Parfois, on voit entre les tubes proliférants actifs, la coupe d'un ou deux de ces canalicules à épithélium dégénéré.

Nous pensons que les tubes de la première variété réagissent contre l'irritation directe produite par le microbe, tandis que les autres se trouvent altérés dans leur nutrition par insuffisance d'apport sanguin due à la compression des capillaires.

BACTÉRIOLOGIE. — *Rein gauche. L'urine du bassinet* contient à l'examen sur lamelles des bactéries nombreuses ; coques et bâtonnets, dont le *bacterium pyogenes*.

Les abcès miliaires paraissent à l'examen sur lamelles ne contenir que le bacterium pyogenes : les cultures liquéfient au bout de quelques jours dans leur partie supérieure. La bactérie est isolée en ensemençant la partie inférieure non liquéfiante de la tige.

Rein droit. Les abcès miliaires médullaires ne contiennent pas d'autre organisme que la bactérie pyogène, comme cela est démontré par les cultures typiques.

Ce malade étant mort d'une pneumonie, on explique que certains abcès, ceux de la région médullaire, produits par l'ascension des microbes du bassinet, contiennent la bactérie pyogène à l'état de pureté, tandis que d'autres abcès, ceux de la région corticale, probablement emboliques, la montrent associée à des microcoques. Nous avons eu affaire à une *infection mixte*.

OBSERVATION XVII

RÉSUMÉ. — *Rétréci, dilatation brusque du rétrécissement, prostatite et phlébite périprostatique; infection générale par le* streptocoque ; *broncho-pneumonie, phlegmons multiples; streptocoque pur, retrouvé dans tous les organes par les cultures ; dans les vaisseaux du rein ils sont en outre visibles par les coupes ; les lésions rénales sont celles d'une néphrite diffuse épithéliale peu avancée; les glomérules sont atteints ; le tissu conjonctif est sain.*

G..., 41 ans, entré à l'hôpital Necker, salle Saint-Pierre, n⁰ 49, le 15 février 1888. (Service de M. le professeur Le Fort.)

Ce malade, atteint d'un ancien rétrécissement, n'avait jamais présenté avant son entrée à l'hôpital, d'accidents généraux fébriles. Il est soumis à la dilatation rapide et, à la suite de cette opération, saignement anormal assez abondant, frissons, fièvre. Signes de broncho-pneumonie double. Il est passé en médecine le 2 mars ; le 3, apparition de deux plaques phlegmoneuses, l'une à l'avant-bras, l'autre à la cuisse. Passage en chirurgie, salle *Saint-André*, n⁰ 7 (4 mars). Fièvre vive continue entre 39⁰ et 40⁰. Signes de broncho-pneumonie double ; sueurs profuses ; langue sale ; diarrhée abondante ; état typhique très grave

Miction facile ; urine louche, chargée de filaments purulents et très albumineuse.

Le 8, large incision d'un foyer de suppuration sous-cutanée à l'avant-bras gauche. Le 9 au soir, mort.

Autopsie. — Le 10 au matin, *dix-sept heures* après la mort. *Poumons* congestionnés, très splénisés aux bases. *Cœur, rate, foie* sains à l'œil nu.

Les *reins* ne présentent pas de lésions bien manifestes. Ils ont leur volume normal, et leur aspect extérieur n'offre rien de particulier.

A la coupe, légère congestion et tuméfaction de la substance corticale. Nulle part il n'existe de foyers ecchymotiques, d'infarctus, ni d'abcès. Les *bassinets* ne sont pas dilatés, ils contiennent une petite quantité d'urine louche avec des flocons blanc jaunâtre. Les deux *uretères* sont sains, ni dilatés, ni enflammés. La *vessie* est peu altérée, de volume moyen ; à peine sa muqueuse est légèrement vascularisée en quelques points.

Les embouchures des uretères sont saines. L'*urine* contenue dans la vessie est trouble et floconneuse, pas franchement purulente.

L'*urètre* antérieur est sain, le rétrécissement siège à la région bulbaire. Le calibre du canal est peu diminué, mais ses parois sont notablement épaissies et indurées. La muqueuse en ce point est visqueuse, irrégulière, vascularisée, mais point ulcérée.

L'*urètre* profond est rempli de pus.

La *prostate* est tuméfiée dans son ensemble, irrégulièrement bombée. Par la pression on fait sourdre, dans le canal, du pus en abondance, qui sort en gouttelettes des orifices glanduleux rangés sur la paroi inférieure de chaque côté du frein. Le lobe gauche de la prostate est entièrement détruit par une cavité purulente volumineuse, largement ouverte dans l'urètre. Plusieurs autres abcès prostatique plus petits.

Les *veines du plexus de Santorini* sont volumineuses et remplies de pus blanc crémeux qui coule en grosses gouttes à la section des vaisseaux et par la pression. La veine dorsale profonde de la verge présente les mêmes abcès. Les plexus veineux latéraux de la prostate sont simplement gorgés de sang, avec quelques petits caillots.

Du côté droit, on voit partir du voisinage de l'urètre une fusée purulente qui s'étend jusque dans les adducteurs, au voisinage de leurs insertions. Les muscles sont criblés de petits foyers purulents, disséminés et parcourus par des traînées purulentes intra-musculaires ; sous le psoas, il existe une petite collection purulente qui est

en communication avec l'articulation de la hanche par une perfora-
tion de la capsule L'articulation paraît saine d'ailleurs.

Étude histologique. — Ces reins, qui paraissent sains à l'œil nu,
présentent les lésions type d'une néphrite descendante, à prédominance épithéliale très marquée.

Dans la *substance corticale*, on voit encore des portions presque
saines où toute l'altération se résume en l'état trouble des cellules dont le noyau arrondi est bien visible. Pas de lésions interstitielles.

Presque partout les lésions sont plus avancées, les cellules sont
devenues fortement granuleuses, à limites peu ou pas distinctes, à
noyau mal indiqué, la lumière des tubes est remplie de granulations
et parfois de cellules desquamées. Le tissu qui sépare les tubes est
parfaitement normal, c'est à peine si l'on rencontre quelques rares
leucocytes. Les glomérules présentent une mince capsule doublée
d'un endothélium souvent proliféré, desquamée. Entre la capsule et
le paquet vasculaire on rencontre souvent un petit épanchement
sanguin.

Dans la substance médullaire, les lésions épithéliales existent aussi,
mais on voit un bien plus grand nombre de tubes sains.

Les vaisseaux de ce rein présentent leur structure normale ; beaucoup sont oblitérés par de petits caillots dans lesquels on voit, par
la méthode de Weigert, les streptocoques cause de la maladie; les
chaînettes infiltrent leurs parois.

Bactériologie. — Des recherches bactériologiques ont été faites
du vivant du malade dans les urines, sur le contenu de l'urètre et sur
le pus du phlegmon; elles ont été complétées à l'autopsie.

Les urines de la vessie contenaient deux organismes, l'un très
abondant en microcoques rarement isolés, le plus souvent groupés en
chaînettes, quelquefois en amas irréguliers.

L'autre; une petite bactérie, courte, ovoïde, très rare.

Ces deux micro-organismes sont très faciles à constater par l'examen direct.

Le streptocoque en extrême abondance infiltre les amas purulents
qui nagent dans l'urine sous forme de flocons fins.

Par la culture ce microbe est isolé.

L'urine du *bassinet* recueillie à l'autopsie ne contient que ce *streptocoque* dont elle a fourni une culture pure.

Le liquide muco-purulent recueilli pendant la vie dans le canal de
l'uretère, contient seulement le microcoque en extrême abondance
sous forme de belles chaînettes et d'amas volumineux. Le pus du
phlegmon du bras contient le streptocoque à l'état de pureté et en
grande abondance.

A   11-A

Le pus de l'abcès prostatique et des veines périprostatiques ne con-. tient également que cet organisme. (Examen direct : lamelles nom- breuses.)

Enfin des cultures faites avec les parenchymes du *rein,* du *foie,* de la *rate,* du *poumon,* et le *sang* recueilli dans les veines jugulaires, ont toutes donné le streptocoque à l'état de pureté.

Dans les *coupes du rein,* colorées par la méthode de Weigert, on retrouve le streptocoque dans l'intérieur des caillots contenus dans les vaisseaux, on voit aussi quelques chainettes infiltrant les parois de ces vaisseaux.

Cet organisme, qui cultive lentement et faiblement sur la gélatine, reste solide.

Sur le bouillon à l'étuve à 30°, sa culture est belle et rapide. Le bouillon n'est pas troublé, et en dehors se dépose sur la paroi dé- clive du vase une fine poussière grisâtre.

Ces caractères permettent d'affirmer qu'il s'agit bien du streptoco- que pyogène, cause fréquente des infections chirurgicales. La constat- ation de cet organisme dans les urines et à l'état de pureté dans les foyers purulents péri-urétéraux, et à distance dans le sang et les divers parenchymes, permet d'affirmer que ce malade a succombé à une infection générale qui a eu son point de départ dans l'urètre. La dilatation du rétrécissement en a probablement été la cause en créant une porte d'entrée.

OBSERVATION XVIII

Résumé. — *Le nommé B... s'est empalé en tombant, et présente un hypospadias acquis; il est en outre calculeux avec cystite; taille périnéale par dilatation; pyélonéphrite suppurée double; mort cachectique sans fièvre; autopsie des reins treize heures après la mort; urétrite et pyélite doubles, reins sclérosés, le droit présentant quelques abcès miliaires.*

Bactériologie. — Les deux *bassinets* contiennent un grand nombre d'organismes coques et bactérie pyogène associés (lamelles et cul- tures).

Les *abcès du rein droit* contiennent en abondance le bacterium pyogenes à l'état de pureté; démonstration par les cultures sur géla- tine, bouillon et agar).

Le *rein gauche* n'a pas été examiné.

OBSERVATION XIX

Résumé. — *Ancien calculeux lithotritié déjà deux fois; nouvelle lithotritie légèrement traumatique; le surlendemain 40° 2; mort le troisième jour ; infection combinée par le streptocoque et la bactérie pyogène ; le premier de ces organismes prédomine ; mais les deux variétés se trouvent dans le sang,* seize heures avant la mort, *et dans les reins, neuf heures après le décès ; lésions rénales anciennes, typiques de sclérose ascendante infectieuse.*

C... âgé de 74 ans, entré le 20 septembre 1888, salle Civiale, lit n° 20.

Toujours bien portant jusqu'en 1883 ; à ce moment, premiers symptômes de calcul vésical. Première lithotritie en octobre 1885, par M. Segond.

Nouveaux symptômes de calcul sans manifestation rénale. Deuxième lithotritie le 11 novembre, par M. Guyon; à la suite, urines troubles, sans fièvre.

Le malade revient au service le 20 septembre 1888, dans un fort mauvais état général, mais il n'y a pas de fièvre ; les urines troubles contiennent des microbes variés, parmi lesquels le streptocoque pyogène est en grande abondance.

La vessie est douloureuse au contact; par l'exploration on constate la présence d'un calcul.

Prostate assez grosse, uniforme. Pas de ballottement ni de douleurs rénales.

Le 26 septembre, *lithotritie,* par M. Kirmisson.

L'introduction des instruments est rendue difficile par l'hypertrophie de la prostate ; vessie à colonnes, saignement assez abondant.

Le soir et le lendemain soir, la température monte à 38°, le surlendemain violent frisson, 40°2, stupeur, coma. Le jour suivant, même température, mort dans la nuit.

Autopsie des reins, *neuf heures* après la mort.

Rein droit un peu gros, péripyélite graisseuse. Capsule non adhérente. Surface bombée, de couleur rouge sombre, avec quelques dépressions ecchymotiques.

A la coupe. La substance rénale est ferme et présente une épaisseur de vingt-trois millimètres dans son point le plus large.

Atrophie très marquée de la substance corticale qui, entre les pyramides, est envahie par la graisse qui entoure le bassinet.

Pyramides bien conservées, striées en long ; leurs papilles ne sont pas aplaties. Pas de sclérose de l'artère rénale.

Bassinet et calices dilatés, légèrement arborisés, à parois assez minces. L'urine qu'ils contiennent est trouble, légèrement alcaline.

L'uretère est gros comme le petit doigt, ses parois sont peu épaissies.

Le rein droit présente des altérations semblables, mais plus avancées ; son poids n'est que de 130 grammes, y compris le bassinet et dépouillé de la graisse qui l'entoure. La surface est plus bosselée et la substance corticale se trouve réduite à une très petite épaisseur. Les pyramides ont les mêmes caractères que celles du rein gauche.

Suite de l'autopsie (trente heures). Urètre long ; ecchymose au niveau de la partie supérieure de la région prostatique. *Vessie* à colonnes contenant un fragment de calcul gros comme une noisette, ecchymoses et érosion de la muqueuse au niveau du bas-fond. Prostate grosse.

Le *cœur* est gros, flasque, graisseux, il pèse 400 grammes.

L'estomac présente quelques ecchymoses récentes, sans localisation déterminée, plus nombreuses vers le cardia et la petite courbure.

Étude histologique. — *Rein droit.* C'est un rein scléreux type. Les deux substances sont prises, mais on voit très bien que dans la portion corticale les pyramides de Ferrein sont moins malades que le labyrinthe. On suit facilement le processus de destruction des tubes contournés. 1° Dans certaines zones les travées conjonctives qui séparent les tubes sont plus épaissies, la lumière des canalicules est large, leur épithélium un peu aplati est grenu et contient des granulations graisseuses, quelques cellules ont un noyau bien coloré. 2° Dans d'autres zones le tissu conjonctif est beaucoup plus épais, les tubes sont atrophiés avec un épithélium très granuleux, ou bien ils contiennent des cellules cubiques.

Les tubes droits de la substance corticale sont moins malades, la sclérose est moins avancée à leur niveau, et un certain nombre d'entre eux conservent leur épithélium qui est seulement un peu granuleux.

D'autres tubes contiennent un épithélium nucléaire. Dans la substance médullaire, lésions très avancées ordinaires : tubes dilatés à épithélium aplati, ou rétrécis à cellules cubiques. Développement considérable de tissu fibreux.

Dans les deux substances on trouve dans certains endroits une infiltration embryonnaire discrète du tissu conjonctif.

Rein gauche. Mêmes lésions : sclérose moins avancée, un plus grand nombre de tubes avec épithélium cubique.

Bactériologie. — *Pendant la vie* j'ai vu (seize heures avant la mort), dans une lamelle faite avec le *sang* du doigt, quelques rares streptocoques et des bâtonnets semblables à la bactérie pyogène, les mêmes organismes sont constatés dans l'urine de la vessie, où l'on trouvait en outre des microcoques. Les cultures du sang ont donné à la fois le streptocoque et le bactérium (plaques).

A l'autopsie même constatation dans le *sang.*

Les urines de la vessie et du bassinet contiennent les deux variétés d'organismes mentionnées, en outre une petite bactérie fine.

Les reins donnent des cultures d'abord solides, mais liquéfiant rapidement, on y trouve des bactéries et des coques.

Sur les coupes des reins on voit que les streptocoques ne se trouvent guère que dans les caillots emboliques où ils se multiplient.

OBSERVATION XX

Résumé. — *Enfant de 4 ans 1/2 ayant un sarcome de la vessie; dilatation vésicale et urétérale; l'infection provoquée par des sondages répétés est produite par le* bacterium pyogenes; *néphrite suppurée ascendante et descendante; infection générale fébrile; mort; le bactérium est trouvé pur dans les urines pendant la vie, et après la mort, dans tous les organes et dans le sang; dans le foie, embolies bactériennes.*

M..., âgé de 4 ans 1/2. Entré le 26 juillet 1888, dans le service de M. de St-Germain, à l'hôpital des *Enfants-malades.*

Depuis deux mois, envies fréquentes d'uriner, mictions douloureuses. Le petit malade a souvent été sondé en ville par différents médecins. Au moment de son entrée, urine légèrement trouble, contenant un peu de muco-pus et, à la fin, quelques petits caillots. Sondages répétés pendant trois jours. Le quatrième jour, les urines deviennent purulentes et contiennent du sang. Douleurs lombaires vives, irradiées aux cuisses. Ensuite la purulence des urines augmente encore. Fièvre avec 39° 8 le soir, diarrhée, teint jaunâtre. Mort le 6 août, six jours après le début des accidents fébriles aigus, mais le malade avait déjà présenté de la fièvre avant son entrée à l'hôpital.

Autopsie, *vingt heures* après la mort. *Tumeur* du col de la vessie (sarcome). *Cystite* intense avec des ecchymoses. La vessie contient de l'urine sanglante en très petite quantité; elle est dilatée. Uretères très largement dilatés avec urétérite ancienne.

Rein droit augmenté de volume avec une périnéphrite adhésive. Au-dessous de la capsule on voit plusieurs abcès et l'on en rencontre d'autres sur la surface du rein qui est marbrée, avec de larges ecchymoses.

A la coupe la substance rénale montre plusieurs abcès corticaux et médullaires.

Le bassinet est très dilaté, ainsi que les calices; il contient des caillots et du sang noir en très petite quantité, non mêlé à l'urine. Les parois sont noires, vascularisées, ecchymosées.

Rein gauche plus altéré encore par une hémorragie sous-capsulaire ayant pris sa source dans un foyer d'abcès superficiel. Surface tachetée, ecchymosée, présentant de nombreux abcès dont quelques-uns gros comme une noisette. A la coupe abcès multiples.

Foie marbré de jaune et rouge, sans abcès; quelques foyers corticaux ont l'apparence d'infarctus. *Rate* d'apparence normale. *Poumons* simplement congestionnés, sérosité dans les plèvres et le péritoine.

ÉTUDE HISTOLOGIQUE. — *Rein droit.* Le tissu de ce rein est presque complètement détruit. Dans la substance médullaire on voit un grand développement du tissu conjonctif interposé entre les tubes.

Ce tissu est formé d'éléments embryonnaires; il existe de nombreux abcès naissant à la périphérie des tubes collecteurs qu'ils englobent. La plupart des tubes sont détruits, quelques-uns, élargis, sont remplis par les cellules épithéliales proliférées. Dans la substance corticale on trouve, à côté de portions complètement détruites, abcédées, des endroits mieux conservés, présentant les lésions diffuses habituelles souvent décrites.

Rein gauche. Les lésions sont analogues, la dilatation des tubes contournés est énorme; entre eux il existe un tissu infiltré œdémateux.

BACTÉRIOLOGIE. — *Urine* prise dans la vessie *pendant la vie.* Grande abondance de bacterium pyogenes à l'état de pureté.

AUTOPSIE. — *Vingt heures* après la mort. *Urine* de la *vessie* et des deux *bassinets,* même constatation. La bactérie abonde dans les *abcès miliaires. Le sang du cœur, la rate, le foie* donnent en culture pure le même organisme.

Tous ces résultats ont été constatés par les cultures sur plaques.

Sur les *coupes du foie* j'ai réussi à colorer les bactéries qui formaient des embolies.

Les coupes colorées du rein montrent les bactéries pyogènes très nombreuses dans les canalicules, dans les glomérules et dans les foyers embryonnaires; elle existait aussi dans la capsule, mais dans quelques rares points de la capsule on voit quelques staphylocoques.

OBSERVATION XXI

RÉSUMÉ. — *Ancien rétréci cachectique, non soigné; abcès de la prostate, broncho-pneumonie suppurée; pas de fièvre; pyélonéphrite ascendante par obstacle simple au cours de l'urine; lésions de sclérose avancée, avec inflammation du parenchyme; foyers embryonnaires récents; infection générale simple, par le* bacterium pyogenes, *trouvé dans le sang à l'état de pureté six heures et demie après la mort; dans les reins, il existait en même temps des microcoques.*

C..., âgé de 65 ans, entre le 2 juillet 1888, salle Civiale, n° 26.

Chaudepisses nombreuses : à la suite rétrécissement de l'urètre non soigné. Il y a deux ans, le malade a eu un abcès urineux.

Entré dans le service pour une infiltration d'urine considérable dans la loge inférieure du périnée. Incision et drainage. La plaie va bien, mais le malade, déjà très faible à son entrée, perd encore ses forces, et meurt le 3 août, de cachexie, sans fièvre.

AUTOPSIE des reins, *six heures* et demie après la mort.

Le rein gauche, très petit, est entouré d'une périnéphrite adhésive impossible à décortiquer. *A la coupe*, le tissu rénal est détruit en grande partie, les pyramides sont effacées, rongées. Le bassinet et les calices sont dilatés ; leurs parois épaissies présentent des vascularisations anciennes et récentes. L'uretère est gros comme le petit doigt ; ses parois sont épaissies.

Rein droit, mieux conservé, même périnéphrite. A la coupe, on voit les deux substances, distinctes, parcourues par des stries perpendiculaires à la surface, plus marquées dans la substance médullaire. Bassinet, calices et uretère présentant les mêmes lésions que du côté gauche ; ils sont moins dilatés, et contiennent la même urine purulente.

SUITE DE L'AUTOPSIE vingt-quatre heures après la mort.

Vessie, cystite marquée surtout au niveau du bas-fond ; orifices urétéraux non forcés.

Prostate suppurée ; le pus sort à la pression, il est abondant à la coupe ; infiltration purulente périprostatique. Rétrécissement bulbaire de *l'urètre*, ulcération en arrière du point rétréci.

Poumons atteints de broncho-pneumonie suppurée disséminée.

ÉTUDE HISTOLOGIQUE. — *Le rein droit* présente, à un stade déjà très avancé, mais moins prononcé que dans le rein gauche, les lésions de la sclérose inflammatoire ascendante.

Substance médullaire : Dans le tissu, fibreux déjà, mais encore très cellulaire, on voit un grand nombre de tubes atrophiés à *épithélium nucléaire*. Quelques tubes sont à peine distincts ; d'autres, dilatés, contiennent un grand nombre de cellules cubiques. De la substance médullaire partent des languettes fibreuses répondant aux tubes droits, et qui s'étendent presque jusqu'à la surface. A leur niveau les tubes droits présentent les mêmes lésions que la substance médullaire, quelques-uns conservent bien leur épithélium. Entre les languettes on voit les glomérules et les tubes contournés séparés les uns des autres par des cloisons fibreuses. *Les glomérules* sont presque tous en atrophie scléreuse au début ; leurs capsules sont épaissies, feuilletées, elles s'appliquent directement sur le paquet vasculaire compact. Bientôt l'hypertrophie capsulaire se marque, surtout au niveau du point opposé à l'entrée des vaisseaux du glomérule et celui-ci se trouve de plus en plus enserré dans un croissant fibreux. Le paquet vasculaire lui-même devient fibreux et le glomérule est converti en un petit bloc fibreux. Les tubes contournés sont dilatés, sans paroi propre distincte : ils continuent un épithélium atrophié, granuleux, à noyaux peu distincts. Les artères de ce rein sont sclérosées, atteintes d'endartérite et de périartérite. La graisse péripyélitique envahit le rein, et l'on voit des paquets adipeux accompagner les grosses branches artérielles.

Le *rein gauche* présente les mêmes lésions plus avancées que le rein gauche de l'Obs. III, sauf que les pyramides sont détruites à leur pointe. Dans ce qui reste de la substance médullaire, on voit quelques tubes contenant des cylindres. Même chose au niveau des tubes droits corticaux. Le labyrinthe n'est plus reconnaissable que par des blocs fibreux, comme dans le rein droit. On y trouve quelques foyers d'infiltration embryonnaire récente, irrégulièrement disséminés.

BACTÉRIOLOGIE. — Examinées *six heures et demie après la mort,* les urines de la *vessie* et des *deux bassinets* contiennent une grande quantité de micro-organismes, parmi lesquels la bactérie pyogène qui est isolée par les cultures. Dans l'abcès prostatique on trouve de nombreux bacterium pyogenes et des streptocoques. Les *reins* n'ont pas été examinés par les cultures, mais sur les *coupes* traitées par la méthode de Weigert; on voit à l'intérieur des tubes médullaires de rares microcoques disposés en diplocoques ou en zooglœes : on trouve quelques-uns de ces organismes jusque dans les tubes contournés. Dans les foyers embryonnaires on ne voit pas de microbes par cette méthode, il est donc très probable qu'ils contiennent le bacterium pyogenes et qu'il s'agit d'une *infection combinée.*

Dans le *sang,* pris dans la veine axillaire, se trouvaient quelques bactéries pyogènes qui ont été décelées par les cultures. Sur les lamelles on ne les voyait pas à cause de leur rareté.

Dans les abcès du poumon il existe une grande variété de bactéries.

OBSERVATION XXII

RÉSUMÉ. — *Rétréci et prostatique; rétention incomplète, légère néphrite ascendante.* Infection double *par le bacterium pyogenes et par des microcoques ; fièvre urineuse ; lésions rénales diffuses à prédominance épithéliale très marquée.*

G... âgé de 70 ans, entré le 29 juillet 1888, salle Civiale n° 13.

Vieillard vigoureux. Chaudepisse à trente ans.

Depuis plusieurs années, mictions fréquentes le jour, et se lève la nuit. Rétention en juillet 1887, il est soigné dans le service par M. Hallé qui constate un rétrécissement et une grosse prostate.

Examen. Prostate grosse, régulière.

Rétrécissement (bougie numéro 8), pas de douleurs aux reins spontanément ni à la palpation, ils ne ballottent pas ; ne vide pas sa vessie ; urine abondante et trouble ; fièvre urineuse.

Mort le 17 août à neuf heures avec les symptômes d'urémie comateuse.

AUTOPSIE. — *Six heures après la mort.*

Rein droit. Décortication facile malgré la graisse abondante qui double la capsule. La surface du rein est légèrement grenue, on y voit plusieurs petits kystes transparents.

A la coupe, on remarque une notable atrophie du parenchyme, portant presque tout entière sur la substance corticale ; la coloration est presque normale. Les papilles présentent leur volume et leur aspect normal.

Le bassinet et les calices droits sont de couleur rouge violacé, dilatés, arborisés, à parois peu épaisses. Ils contiennent une urine purulente.

L'uretère est dilaté avec un peu d'urétérite.

Le rein gauche est un peu plus gros que le rein droit, graisse péripyélitique et périrénale abondante comme pour le rein droit.

Décortication facile. Surface rénale rouge, arborisée, légèrement grenue, présentant plusieurs petits kystes à contenu clair et un petit kyste puriforme. A la coupe les deux substances se distinguent mal.

LA SUITE DE L'AUTOPSIE n'a pu être pratiquée.

ÉTUDE HISTOLOGIQUE. — Les deux reins présentent des altérations semblables. Par places, dans la substance corticale, on voit quelques zones de sclérose, mais il est remarquable de voir dans ce rein d'urinaire que presque toute la substance corticale est absolument indemne de sclérose ; le tissu qui sépare les tubes contournés est normal, et c'est à peine si l'on distingue par-ci par-là quelques rares leucocytes. Les épithéliums, en revanche, sont très altérés et présentent des lésions dégénératives. Certains tubes ne contiennent plus que des débris granuleux et, dans les mieux conservés, l'épithélium est très trouble, foncé, à limites indécises, à noyau peu distinct.

Les glomérules sont gonflés, le bouquet remplit bien l'espace capsulaire, mais par endroits on voit nettement une capsulite desquamative. Quelques rares tubes contiennent des cylindres hyalins.

La substance médullaire est beaucoup moins altérée, les tubes droits sont normaux ou présentent un certain degré de dilatation avec transformation cubique de l'épithélium ; mais dans aucun endroit on ne voit des accumulations de leucocytes autour de ces canaux.

Les anses de Henle sont normales ou bien leur épithélium présenté un état trouble. Il s'agit d'une néphrite descendante à type épithélial.

BACTÉRIOLOGIE. — Les *urines de la vessie*, recueillies après la mort, contiennent en prédominance des streptocoques. Il s'y trouve en même temps d'autres organismes, dont la bactérie pyogène et des microcoques. Un de ceux-ci cultive en ne liquéfiant pas la gélatine.

Les urines des *deux bassinets* contiennent, elles aussi, la bactérie pyogène associée à d'autres organismes, mais ici c'est la bactérie qui a été en prédominance. Le *rein droit*, dont la culture a liquéfié secondairement, contenait à la fois le bactérium et des bâtonnets plus fins, mais le premier microbe existait en grande prédominance.

Le *rein gauche* cultive le bactérium pur, aussi bien le parenchyme que le pus des abcès miliaires.

La culture du sang a été négative.

Dans les coupes des reins, colorées par la méthode de Weigert non modifiée, on voit dans les papilles quelques-unes des fines bactéries liquéfiantes dont il a été question.

OBSERVATION XXIII

RÉSUMÉ. — *Cancer de la prostate, rétention d'urine suivie de symptômes de néphrite subaiguë bactérienne ; passage à l'état chronique ; peu de polyurie, quantité d'urée diminuant lentement avec des oscillations de 25 à 30 grammes par jour, à mesure que la cachexie se prononce ; courbes de l'urine et de l'urée se suivant à certaines périodes, variant dans d'autres ; traces d'albumine, rares cylindres granulo-graisseux ; phlébite de la fémorale droite ; mort ; infection par le* streptococcus pyogenes *seul*.

Le nommé X..., âgé de 54 ans, entré le 31 mars 1888, salle Saint-Vincent, n° 12.

Pas d'antécédents héréditaires ni personnels.

Varicocèle congénitale. Pas de chaudepisse.

Depuis deux mois, gêne et fréquence des mictions plus marquées pendant la nuit. Ce malade ne pouvant plus vider sa vessie, entre le 31 mars avec une rétention complète d'urine.

Évacuation graduelle avec une Béquille n° 17. A l'examen on trouve que l'urètre est de calibre normal ; la vessie distendue au delà de l'ombilic n'est pas sensible à la pression ; l'urine contenue dans la vessie est claire.

Dans les jours suivants on peut constater par le toucher rectal que la prostate et la partie attenante du bas-fond sont transformées en un plastron dur, lisse, qui se termine à droite, aussi loin que le doigt peut atteindre, par une saillie arrondie qu'on arrive à circonscrire : à gauche il existe profondément une petite irrégularité dans ce plastron. Pas de tumeur vésicale au toucher bi-manuel.

L'uretère droit est douloureux par la pression au point d'émergence du conduit et au niveau de son entrée dans le bassin.

L'uretère gauche est douloureux à son point de pénétration dans le bassin.

Le *rein droit* est douloureux à la pression, mais la sensibilité varie d'un jour à l'autre.

Le rein gauche est moins sensible.

L'état général du malade est bon à son entrée, les forces sont conservées, il n'y a pas de fièvre.

A partir du 11 avril, la fièvre a persisté avec des rémittences jusqu'au 21, et pendant ce temps les urines (deux litres et demi) étaient peu troublées. La fièvre cesse pour reparaître le 26, les urines très troubles contiennent beaucoup de pus, mais au microscope je ne trouve pas de cylindres ni de cellules du bassinet. Nombreux bacterium pyogenes à l'exclusion de tout autre micro-organisme (lavages boriqués).

Le 6 mai, avec 40° de température et des urines sales : le malade quitte l'hôpital.

Rentre le 22 mai avec le rein gauche douloureux, ainsi que l'uretère correspondant au niveau du détroit supérieur du bassin. Le malade a beaucoup maigri et il a un léger œdème malléolaire du côté droit. Pas de fièvre. Urines purulentes, avec quelques rares cylindres granuleux. Dans la suite ce malade maigrit de plus en plus, il perd ses forces et présente un aspect cachectique très prononcé en ce moment (20 septembre). Ce malade est mort le 7 octobre, en présentant une élévation terminale de la température durant une seule après-midi. Il a été infecté par le streptocoque.

L'AUTOPSIE des *reins*, la seule qui ait pu être pratiquée, a été faite par la voie lombaire, *une heure et demie après la mort*. Le rein gauche pèse 70 gr., il présente les caractères d'une oblitération déjà ancienne, avec quelques foyers embryonnaires récents, ultimes. Le *rein droit* (130 gr.), un ancien rein scléreux, est atteint de néphrite suppurée ordinaire , le pus est infiltré dans la substance corticale sans qu'il existe de foyer ramolli.

Rien à signaler de particulier dans les coupes histologiques.

BACTÉRIOLOGIE. — A deux reprises les urines ont été examinées *pendant la vie. Le 26 avril* on constate l'existence à l'état de pureté, par la méthode des plaques, de la bactérie pyogène. Le 7 août la

même bactérie se trouve associée à des microcoques et à des streptocoques.

A l'autopsie, le 7 octobre, une heure et demie après la mort, l'existence du streptocoque est constatée à l'état de pureté dans le *sang*,
dans les *urines* *des deux bassinets* et dans les deux *reins*. (Méthodes
de culture.)

Sur les coupes colorées du rein on ne trouve aussi que des streptococcus contenus dans les vaisseaux et surtout dans les canalicules
et les espaces lymphatiques du rein : ils sont plus abondants dans la
substance corticale et au niveau de la papille. C'est bien une propagation ascendante diffusée par les lymphatiques et par le sang. Au
niveau de la capsule on voit les chainettes occuper les espaces plasmatiques les plus rapprochés du rein.

OBSERVATION XXIV

RÉSUMÉ. — A..., *prostatique, âgé de soixante-cinq ans, entre dans la
salle Civiale, le 29 décembre 1888. Hématurie, fièvre, état comateux,
mort dans la journée.*

AUTOPSIE des reins *six heures et demie* après la mort. Temps
froid, reins encore chauds.

Rein droit gros, blanc, jaunâtre, marbré de taches rouges violacées.
A la surface un point blanc jaunâtre, de suppuration diffuse au début,
sans abcès collecté.

Bassinet dilaté, vascularisé, contient de l'urine trouble, purulente,
fétide.

Rein gauche, plus petit, ferme, de coloration normale, avec quelques kystes transparents. Bassin et dilaté, contient des urines claires.

La suite de l'autopsie n'a pu être pratiquée.

HISTOLOGIE. — Le *rein droit*, seul examiné, présente les lésions
habituelles de la néphrite suppurée diffuse : on y voit de nombreux
abcès microscopiques.

BACTÉRIOLOGIE. — Les *cultures* faites avec l'urine contenue dans
les deux *bassinets* et avec le parenchyme des *deux reins* ont toutes
donné la *bactérie pyogène* à l'état de pureté.

En outre des cultures ont été faites avec le liquide d'un *kyste* du
rein et avec du *sang* pris dans la veine axillaire du cadavre (un seul
tube) ; ces cultures sont restées stériles.

Sur les *coupes* colorées du rein, on voit, nombreux, les bacilles
pyogènes, répandus un peu partout, mais plus particulièrement lo-
calisés dans l'intérieur des canalicules et dans les foyers suppurés.

Il s'agit donc d'une infection rénale suppurée, produite par la bactérie pyogène seule.

OBSERVATION XXV

Résumé. — *Pyélonéphrite ascendante dans un rein mobile, à la suite d'une cystite provoquée par le bacterium pyogenes ; néphrotomie ; la bactérie a été trouvée à l'état de pureté dans le pus rénal ; elle existait encore, associée à d'autres organismes, dans le vagin de la malade.*

La nommée S... E, âgée de 32 ans, blanchisseuse, entre le 22 mai 1888, salle Laugier, lit n° 7.

Pas d'antécédents héréditaires. Couches il y a cinq ans.

Il y a trois ans et demie, la malade a eu quelques douleurs rénales droites, et ses urines deviennent purulentes ; en même temps, elle eut de la fièvre. Depuis cette époque les urines sont toujours restées purulentes, et à des intervalles irréguliers la malade s'est plainte de douleurs rénales, toujours plus marquées du côté droit. Il y a un mois, la crise actuelle a commencé par des douleurs rénales violentes, de la fièvre, des vomissements, et par le développement d'une tumeur rénale droite.

M. Berger diagnostique une pyélonéphrite droite, dans un rein flottant, et envoie la malade à M. Guyon.

A l'examen, nous constatons que la malade, pâle, affaiblie par sa fièvre rémittente, présente l'aspect d'une tuberculeuse ; mais l'examen des poumons reste négatif.

Dans la région latérale droite de l'abdomen, entre l'ombilic et la crête iliaque, on sent une tumeur volumineuse à grand diamètre transversal ; la tumeur est lisse, rémittente, sans adhérence à la paroi : elle ballotte facilement et ne suit pas les mouvements respiratoires ; la pression à son niveau est douloureuse. La malade indique très bien que, autrefois, sa tumeur beaucoup moins grosse voyageait dans le ventre.

Le rein gauche, peu douloureux à la pression, est augmenté de volume.

Rien au toucher rectal ni au toucher vaginal, si ce n'est la douleur vésicale provoquée.

La vessie est très sensible au toucher et à la distension, la malade urine très fréquemment et les mictions sont douloureuses. Les urines sont troubles, purulentes, leur quantité varie de un litre à un litre et demi, elles sont albumineuses, et contiennent : le 2 juin, 0,40 cent. de pyine et 0,50 d'albumine. La quantité d'urée est de 11 grammes par vingt-quatre heures. Au microscope on constate la présence de cylindres granulo-graisseux.

Néphrotomie pratiquée par M. Guyon, le 22 juin ; drainage de la poche. Fistule persistante ; phénomènes de rétention ; dilatation de la fistule, extraction d'un calcul secondaire (décembre). La fistule persiste actuellement, janvier 1889.

BACTÉRIOLOGIE. — Les *urines avant l'opération* contenaient, à l'état de pureté, le *bacterium pyogenes* et ce même micro-organisme a été retrouvé, parmi beaucoup d'autres, *dans le vagin* de la malade.

Le *pus du rein*, recueilli au moment de l'incision, ne contenait en fait de microbes que la *bactérie pyogène*, comme il a été prouvé par les cultures sur tubes. La nature du micro-organisme a été déterminée par l'étude biologique et par l'inoculation aux animaux.

OBSERVATION XXVI (1)

RÉSUMÉ. — *Néphrite aiguë chez un urinaire, sans dilatation uré-térale.*

L... Emile, âgé de 26 ans, s'est introduit, il y a six mois, un tube de verre dans l'urètre. Il y a eu ensuite de la cystite hématurique sans accidents fébriles.

Le 26 mai, M. Guyon fait la taille hypogastrique et retire le corps étranger ; léger accès de fièvre le lendemain. Tout va bien jusqu'au six juin, mais ce jour-là le malade est pris d'un violent frisson, de fièvre (39°), de douleur rénale et les urines (2 litres) deviennent troubles, légèrement alcalines à l'émission, pauvres en urée, 12 grammes dans les vingt-quatre heures : elles contiennent des traces d'albumine et le microscope y décèle des cylindres granuleux dont on distingue encore très bien les cellules composantes. Au point de vue *bactériologique*, elles contiennent des micro-organismes divers : staphylocoques, streptocoques et bacterium pyogenes. Guéri le 16 juin.

OBSERVATION XXVII

Le nommé B..., âgé de 59 ans, entre le 26 juin 1888, salle Civiale, lit n° 9.

RÉSUMÉ. — *Prostatique ; rétention, fausse route, accès de fièvre ; rein douloureux à la pression ; ballottement à droite ; urines troubles ; peu d'urine pendant la fièvre ; quand la température devient normale, l'urine augmente, la quantité d'urée restant au minimum de 2 à 6 grammes ; cylindres granuleux.*

OBSERVATION XXVIII

B..., 66 ans, entre le 18 mars 1888, salle Civiale, n° 20.

RÉSUMÉ. — *Vieux prostatique présentant une rétention complète d'urine ;*

(1) Cette observation a été publiée en détail par mon collègue BUREAU, dans les *Annales des maladies des voies génito-urinaires.*

les urines sont claires, mais à la suite de l'évacuation instrumentale de la vessie, elles deviennent troubles et le malade a une poussée de néphrite ; douleurs lombaires, reins sensibles, urines albumineuses ; cylindres granuleux ; la courbe de l'urée et celle de la quantité d'urine suivent un trajet parallèle sans rapport avec la température.

Examen des urines.

5 Avril.	Urine 2.300 gr.	Urée 15 gr.
6 —	— 1.600	— 7
7 —	— 1.500	— 5
8 —	— 1.600	— 7
9 —	— 2.500	— 12,40
10 —	— 1.500	— 10

Albumine assez abondante, non dosée.

OBSERVATION XXIX

D..., âgé de 71 ans, entré le 27 février 1880, salle Civiale, n° 17.

Résumé. — *Ancien rétréci ; premiers symptômes il y a cinq ans, accès de néphrite aiguë un an après, guérison par l'urétrotomie. Un an après retour du rétrécissement, nouvelle néphrite, chronique cette fois, sans fièvre ni douleurs rénales, avec pyurie peu intense, diagnostiquée par les urines troubles contenant du pus et des cylindres, un peu d'albumine et très peu d'urée ; les courbes de l'urée et de la quantité d'urine se suivent très régulièrement* (Voir les tracés, p. 78). *Sort sans être amélioré.*

OBSERVATION XXX

Le nommé, V..., âgé de 50 ans, entré le 21 mai 1888, salle Civiale, lit n° 12.

Trois blennorrhagies.

Il y a onze mois, douleur pendant la miction. Il urine toutes les heures, plus souvent la nuit. Il y a un mois hématurie avec intermittences de une journée à une demi-journée de durée. Cette hématurie avec intermittences dure un mois. Puis ses urines ne contiennent plus de sang, mais sont troubles.

Uretère sensible dans la région postérieure.

Vessie se vidant bien. Rein non sensible à la pression. Pas d'augmentation de volume, pas de douleurs spontanées. Prostate grosse, dure, régulière.

État général, bon, sans fièvre à son entrée.

Un jour le malade a eu des frissons et 40°, le lendemain chute de la fièvre. Sort sans hématurie le 14 juillet. Albuminurie uniforme de un gramme par vingt-quatre heures. Courbes d'urine et d'urée se suivant (*Voir les tracés*, p. 77).

OBSERVATION XXXI

S..., 60 ans, entré le 4 mars 1888, salle Civiale, n° 11.

Résumé. — *Carcinose prostato-pelvienne : néphrite ascendante à symptômes obscurs ; quelques accès de fièvre les premiers jours avec apyrexie ensuite, douleur rénale d'un seul côté avec rein un peu gros ; polyurie peu abondante ; urines sanglantes : quelques cylindres granuleux, peu d'albumine, 1 2 grammes d'urée en moyenne ; courbes se correspondant bien ; va plus mal au moment de sa sortie (Voir les tracés, p. 78).*

OBSERVATION XXXII

Résumé. — *Prostatique sans fièvre, néphrite ascendante, chronique d'emblée, diagnostiquée par la douleur provoquée du rein, la légère albuminurie et la diminution de l'urée (de 5 à 12 gr.) par jour.*

Pas de polyurie : très rares cylindres granuleux et colloïdes. Amélioration.

Examen des urines :

	QUANTITÉ D'URINE	URÉE PAR 24 HEURES	ALBUMINE PAR LITRE
26 Mai............	1,250	12 gr. 25	
28 —	2,000	12 »	
4 Juin............	1,750	12 25	
8 —	1,000	7 »	
12 —	1,750	11 02	
18 —	1,750	11 02	
22 —	2,000	10 08	
26 —	1,000	3 78	
28 —	1,500	13 23	
30 —	1,500	11 02	
3 Juillet.........	2,500	17 28	
4 —	1,500	9 »	1 gr. 25
5 —	2,250	8 73	3 50
6 —	2,000	5 53	1 »
7 —	1,250	8 96	
10 —	1,500	9 »	
11 —	2,000	16 »	
13 —	1,500	11 52	traces
14 —	2,500	11 52	--
18 —	1,500	9 80	» gr. 20
20 —	1,750	13 44	traces

OBSERVATION XXXIII

Colin, âgé de 70 ans, entré le 8 juin 1888, salle Civiale, n° 13.

RÉSUMÉ. — *Prostatique ; néphrite double à début indéterminé ; pas de fièvre, grande polyurie (de deux à cinq litres), peu d'urée (10 à 12 grammes), traces d'albumine. Cylindres granuleux et colloïdes assez abondants ; les courbes de l'urine et de l'urée se correspondent.* Sort amélioré.

Examen des urines :

	QUANTITÉ PAR 24 HEURES	URÉE PAR 24 HEURES	ALBUMINE PAR LITRE
28 Juin	3 lit. 1/4	11 gr. 18	» gr. »
30 —	3 1/4	11 37	» »
3 Juillet	2 1/2	12 70	» »
4 —	2 3/4	8 25	» 50
5 —	3 1/4	20 47	» 70
6 —	2 3/4	13 30	» 50
7 —	2 3/4	8 25	» 50
10 —	3 3/4	9 60	» 50
11 —	5 »	11 12	» 75

OBSERVATION XXXIV

Batel, 68 ans, entré le 18 juin 1888, salle Civiale, n° 9.

RÉSUMÉ. — *Calculeux, pyélonéphrite, polyurie à grandes oscillations, auxquelles répondent des oscillations souvent parallèles, mais beaucoup moins excessives dans la courbe d'urée.*

Examen des urines :

	QUANTITÉ PAR 24 HEURES	URÉE PAR 24 HEURES	ALBUMINE
26 Juin	4 lit. »	20 gr. 48	
28 —	4 1/4	21 »	
30 —	2 »	12 80	traces.
5 Juillet	1 1/2	13 23	—
6 —	4 »	15 36	
7 —	3 »	11 52	pas.
10 —	2 1/4	11 52	
11 —	2 3/4	14 08	traces.
13 —	3 1/4	12 48	
14 —	2 1/4	11 »	traces.
17 —	3 1/4	8 50	—
18 —	2 1/4	8 68	—
20 —	4 »	12 84	—
21 —	2 1/2	10 »	

OBSERVATION XXXV

G..., 62 ans, entré le 22 mai 1888.

Résumé. — *Prostatique ; néphrite chronique ordinaire, peu de polyurie (deux litres), peu d'urée (10 gr.), les deux courbes se suivant assez régulièrement ; pas de cylindres dans les urines, traces d'albumine.*

OBSERVATION XXXVI

B..., 54 ans, entré le 29 août, salle Civiale, nᵒ 5.

Résumé. — *Sarcome du rein, mort avec anurie (250 à 500 gr. d'urine), les urines sont albumineuses et très pauvres en urée (1 à 4 gr. dans les vingt-quatre heures). Mort.*
Examen des urines.

	QUANTITÉ	URÉE	ALBUMINE
	PAR 24 HEURES	PAR 24 HEURES	PAR LITRE
22 Septembre.....	500 gr.	3 gr. 84	» gr. 75
23 —	1,000	4 »	» » 5
26 —	500	3 »	1 50

OBSERVATION XXXVII

Résumé. — *Ancien rétréci ; cinq accès de rétention depuis vingt-trois ans ; les trois derniers accompagnés de fièvre.*

C..., Désiré, [âgé de 46 ans, entre le 25 septembre 1887, salle Civiale, lit nᵒ 2.

Urétrotomie externe suivie de quelques accès de fièvre, de douleurs rénales et de polyurie trouble ; les urines purulentes contiennent de l'albumine. En dehors des accès aigus, néphrite ascendante caractérisée par la polyurie, avec diminution de l'urée (de 7 à 12 gr. les deux courbes de l'urine et de l'urée se suivant assez régulièrement) ; par l'albuminurie ; par la présence du pus et des cylindres granulo-graisseux dans les urines.

Bactériologie. — Les urines de ce malade ont été examinées une fois pendant la durée d'une crise aiguë. Elles contenaient le bacterium pyogenes à l'état de pureté, comme cela a été démontré par l'examen des lamelles, des cultures directes et des cultures sur plaques. *Expérimentalement* la culture de la bactérie contenue dans ces urines a été inoculée à une souris : l'animal est mort en douze heures par infection générale bactérienne.

OBSERVATION XXXVIII

D... Michel, âgé de 71 ans, entré le 13 août, salle Civiale, lit n° 19.

RÉSUMÉ. — *Chaudepisse à 21 ans qui dure deux mois; il y a quatre mois, il a commencé à sentir des douleurs en urinant, les mictions sont devenues fréquentes; se lève la nuit pour uriner; maintenant il urine toutes les demi-heures; les mictions sont légèrement douloureuses et la prostate est sensible au toucher.*

Prostate moyenne, vessie se vidant mal. Pas de douleurs rénales, ni de polyurie. Diminution de l'urée. Albuminurie. Cylindres granuleux.

Examen des urines.

	QUANTITÉ PAR 24 HEURES	URÉE PAR 24 HEURES	ALBUMINE PAR LITRE
25 Août..........	1 lit. 1/4	6 gr. 40	» gr. 50
26 —	» 1/2	7 20	» 50
27 —	1 1/2	10 »	» 50
1er Sept..........	1 1/4	6 60	» 50
6 —	» 1/2	5 »	» 50

DOCUMENTS EXPÉRIMENTAUX

LIGATURE ASEPTIQUE DE L'URETÈRE

EXPÉRIENCE I. — Lapin n⁰ 1

Ligature aseptique de l'uretère gauche le 15 juin 1888. L'animal se porte bien et grossit beaucoup. On sent très bien, par le palper, la tumeur formée par le rein ; cette tumeur diminue ensuite et l'animal est sacrifié le 1ᵉʳ octobre, trois mois et demi après la ligature.

Pas la moindre trace d'inflammation. La portion de l'uretère au-dessus de la ligature et le bassinet sont distendus par un liquide clair à réaction alcaline, qu'on distingue par transparence, à travers leurs parois amincies ; le rein lui-même est aminci et à de mi-transparent dans son tiers interne.

A la coupe, la substance rénale forme une poche régulière épaisse de trois millimètres, au niveau du bord convexe du rein, ayant à peine deux millimètres en avant.

Le liquide qui remplit cette poche est parfaitement limpide : il ne contient pas de microbes à l'examen sur lamelles. La réaction est alcaline ; il contient de l'urée.

Au microscope, on voit que l'atrophie porte sur les deux substances corticale et médullaire.

Dans la substance médullaire, certains tubes sont dilatés, à épithélium nucléaire, d'autres sont en train de disparaître par atrophie simple. Entre les tubes, il existe un tissu conjonctif assez dur et riche en éléments cellulaires. Dans la substance corticale, on trouve aussi quelques tubes dilatés, tandis que la grande majorité sont atrophiés et présentent un épithélium nucléaire. Les glomérules sont petits, revenus sur eux-mêmes, quelques-uns ne sont plus reconnaissables qu'à une agglomération de cellules fusiformes en train de se fusionner avec le tissu conjonctif périphérique. Quelques glomérules sont dilatés, le bouquet vasculaire est refoulé, la capsule un

---

(1) Je me borne à donner ici un court résumé de mes expériences sans entrer dans des détails qui ont trouvé leur place dans le courant de ce travail.

peu épaissie, un peu feuilletée. Le tissu conjonctif montre des traces d'irritation légère, sans qu'il y ait de foyers embryonnaires, on trouve un peu partout des cellules rondes et fusiformes, plus nombreuses qu'à l'état normal. Les artères présentent un peu d'endartérite et de périartérite.

Le rein droit est hypertrophié, il pèse 12 grammes.

L'hypertrophie porte surtout sur la substance corticale. Les glomérules sont plus grands, les tubes plus larges, leur épithélium plus haut.

EXPÉRIENCE II — Lapin Nº 2

Ligature aseptique de l'uretère gauche le 24 mars 1888. L'animal engraisse ; sacrifié le 12 juin, *trois mois* moins deux jours après la ligature.

Pas d'inflammation. Le bassinet forme une poche transparente piriforme. Le rein lui-même, globuleux, augmenté de volume, est translucide. A la coupe il forme une poche épaisse de trois millimètres, avec des cloisons qui correspondent aux calices. Contenu clair avec de l'urée et des traces d'albumine, sans éléments cellulaires et sans microbes.

Au microscope mêmes lésions que précédemment. Le tissu conjonctif est plus adulte, un grand nombre de tubes ont disparu. Les glomérules sont presque tous confondus avec le tissu conjonctif. Quelquesuns sont en train de disparaître ou présentent des dilatations kystiques.

Dans ces deux expériences toutes les cultures faites avec le rein et le sang des animaux sont restées stériles.

II. SCLÉROSE EXPÉRIMENTALE

EXPÉRIENCE III — Lapin a

Le 13 septembre, injection urétérale d'un demi-centimètre cube de culture sur bouillon, âgée de douze jours ; ligature de l'uretère audessous (un cobaye inoculé dans le péritoine avec cette même culture n'éprouve aucun accident). — Tué le 29 septembre, seize jours après la ligature.

Rein de forme globuleuse et légèrement augmenté de volume, de couleur rose pâle ; en avant et en haut on voit un petit point blanc, gros comme une tête d'épingle et contenant une matière caséeuse. A la coupe, la substance rénale forme une coque épaisse de huit millimètres entourant les calices dilatés. Les deux substances se distinguent mal; la saillie des papilles a complètement disparu. Le bassinet est recouvert d'une fausse membrane grise, très adhérente ; il contient un liquide puriforme dans lequel on ne voit pas de bactéries par l'examen sur lamelles. A la culture, quelques colonies.

Au microscope, on voit quelques lésions de dilatation, surtout au niveau des glomérules. Le tissu conjonctif est infiltré d'éléments embryonnaires qu'on voit disséminés un peu partout et accumulés en certains endroits. Par places, surtout près des vaisseaux de la voûte sus-pyramidale, on voit du tissu conjonctif adulte en assez grande abondance; ce développement du tissu cellulaire est aussi fort marqué autour de certains glomérules, et là il se confond avec la capsule épaïssie. D'autres glomérules présentent une prolifération très abondante de leurs noyaux interstitiels et de l'endothélium de la capsule. L'épithélium de la plupart des tubes est nucléaire; quelques-uns contiennent des cylindres granuleux ou colloïdes ; d'autres, dilatés, présentent un épithélium aplati.

Les cultures du parenchyme rénal donnent une seule colonie du bacille pyogène.

Le rein droit, légèrement hypertrophié, ne cultive pas ; les ensemencements du sang restent négatifs.

III. NÉPHRITES SUPPURÉES

a) Injection urétérale des cultures du bacterium pyogenes

EXPÉRIENCE IV — Lapin nº 3

Injection, au-dessus de la ligature, d'un demi-centimètre cube de culture sur agar, agée de seize jours, diluée dans le bouillon. Cette culture est prise sur un cobaye inoculé avec les cultures du malade de l'Obs. XII. Se porte mal pendant deux jours, reprend ensuite. Sacrifié le 26 juin, six jours après l'injection.

Autopsie. Plaie bien réunie.

Rein gauche pesant 43 grammes : très gros, globuleux, ecchymosé, avec abcès miliaires superficiels. Périnéphrite à pus caséeux, adhérente au rein. Péritonite légère plus marquée au-devant du rein ; à la coupe le rein présente une néphrite rayonnante avec destruction nécrosique d'une partie des pyramides.

Bassinet dilaté ainsi que l'uretère ; leurs parois sont épaisses, recouvertes à l'intérieur par une couche adhérente de pus. Ils contiennent un liquide louche, inodore, sale, avec des flocons qui surnagent.

Le rein droit présente des abcès miliaires superficiels crus et ramollis. Il est gros et pèse 12 grammes. A la coupe, congestion corticale, bassinet sain.

Broncho-pneumonie, au début, dans les deux poumons à la base.

BACTÉRIOLOGIE.

Cultures.
Urine du bassinet droit.
Abcès miliaire, rein droit.
Pus du bassinet gauche.
Abcès du rein gauche.
Abcès périnéphrétique.
Urine de la vessie.
Sang du cœur.
Rate.

Toutes ces cultures prennent bien et sont vérifiées pures.

Coupes du rein. Le microbe n'a pas pu être coloré; je ne connaissais pas encore à ce moment la méthode capable de donner un résultat.

HISTOLOGIE. — (Voir dans le mémoire la description, page 49).

EXPÉRIENCE V — LAPIN N⁰ 4

Injection urétérale le 22 juin, de un demi-centimètre cube de culture sur bouillon au troisième jour , deuxième génération du cobaye. Mort spontanément en quarante-huit heures. Plaie réunie. Lésions rénales peu marquées ; quelques tubes dilatés; hémorragies interstitielles ; peu d'infiltration nucléaire. Pus dans le bassinet. Toutes les cultures sont pures, y compris celle de l'urine de la vessie.

Périnéphrite sans pus. Légère congestion du rein droit.

EXPÉRIENCE VI — LAPIN N⁰ 5

Injection uréterale le 23 juin, d'un demi-centimètre cube de culture sur bouillon, de première génération du cobaye, âgée de trois jours. Tué seize jours après, à ce moment la plaie s'était désunie, elle suppurait un peu. Périnéphrite en arrière du rein gauche. Ce rein est globuleux, doublé de volume. Les pyramides sont effacées et la substance rénale forme une coque épaisse de 1 centimètre contenant un liquide purulent : Au microscope, infiltration très abondante du tissu conjonctif; disparition des tubes dont l'épithélium est nucléaire. Par places quelques abcès microscopiques. Je n'ai pas fait de cultures.

Rein droit peu hypertrophié, congestion corticale; dans le bassinet, liquide clair, contenant quelques flocons.

EXPÉRIENCE VII — Lapin n° 6

Injection de deux gouttes de culture sur bouillon, venant de la malade numéro 7, salle Laugier (pyonéphrose), le 21 juillet. Tué trois jours après. Quelques gouttes de la culture se sont répandues pendant l'opération. Péritonite produite par la bactérie.

Rein gauche, capsule adhérente, épaisse. Volume du rein doublé par hypertrophie de la substance rénale, papilles conservées ; à la coupe : traînées grises, pas d'abcès. Rein droit sain. Seules les cultures du rein gauche et du péritoine sont prises et pures, les autres tubes restent stériles. *Infection locale* sans infection générale.

EXPÉRIENCE VIII — Lapin n° 7

Un quart de centimètre cube de culture sur bouillon en deuxième génération. Est triste, mange peu, tué quarante-huit heures après, le 5 septembre. Périnéphrite postérieure, pas de péritonite. Rein gauche doublé de volume, ecchymosé, déjà quelques abcès blancs. Pyélite suppurée. Hémorragies intertubo-glomérulaires très étendues et dans l'intérieur des glomérules et des tubes qui sont dilatés; canaux collecteurs à cellules cubiques en bas, encore normales en haut, mais grenues. *Infection localisée*, d'après les cultures.

EXPÉRIENCE IX — Lapin n° 9

Un demi-centimètre cube de culture sur bouillon de deux jours (2ᵉ génération) le 10 septembre. *Mort le 15*. Néphrite gauche rayonnante avec abcès miliaires nombreux. Par les coupes colorées marche et siège des organismes décrits p. 56 du mémoire. — Lésions emboliques dans ce rein et dans celui du côté droit qui, à la vue, ne montre qu'une forte congestion. Histologie comme le lapin 3 ; du côté droit lésions épithéliales et diapédétiques. *Infection générale et locale* pure d'après les cultures.

EXPÉRIENCE X — Lapin n° 10

Le 10 septembre, inoculation avec l'aiguille de platine d'une petite parcelle de la culture des reins du malade de l'obs. VIII.

Tué le septième jour. Pas de péritonite. Légère périnéphrite postérieure. Rein gauche rayonné typique, avec nécrose des papilles. Pèse 60 gr (Pl. I, fig. 1). Organismes comme le lapin 9. Lésions histologiques semblables. *Rein droit*, abcès miliaires corticaux, un abcès médullaire rayonné, contenant tous la bactérie pure. *Infection générale et locale pure.*

EXPÉRIENCE XI — Lapin n° 11

Un demi-centimètre cube bouillon de sept jours (2e génération), le 10 septembre, mort en *quarante-huit heures*. Périnéphrite, péritonite. *Rein gauche* doublé de volume; hémorragies corticales et médullaires; épithélium des tubes contournés grenu, les cellules sont détruites ou mieux conservées, suivant les tubes; début d'infiltration embryonnaire. Tubes collecteurs avec épithélium proliféré surtout vers les papilles. Infection générale et locale. *Cultures pures.*

EXPÉRIENCE XII — Lapin n° 12

Le 18 septembre, culture solide, âgée, inoculée à l'aiguille de platine. *Tué vingt-quatre heures après*. La ligature de l'uretère a lâché, énorme œdème rosé de la paroi abdominale contenant la bactérie pure. Début de péritonite. Rein gauche un peu gros, ecchymoses sous-capsulaires, congestion corticale.

Le parenchyme du rein cultive à l'état de pureté.

Au microscope dilatation d'un certain nombre de tubes contournés, épithéliums granuleux; quelques cellules rondes dans le tissu conjonctif, hémorragies intertubulaires.

EXPÉRIENCE XIII — Lapin n° 16

Le 28 septembre, même inoculation que le lapin 12. *Tué le troisième jour*. Pas de péritonite. Rein gauche pesant 24 grammes, globuleux, rouge, avec grandes taches blanches de néphrite infiltrée diffuse. Pas de rayonnement net. Tubes collecteurs à noyaux vésiculeux et protaplasma grenu, quelques-uns avec épithélium proliféré.

Infiltration en foyers et disséminée; substance corticale avec infiltration diffuse entre les tubes; les leucocytes y pénètrent ainsi que dans les glomérules. Glomérulite desquamative.

Rein droit sans abcès miliaires, congestionné.

Infection générale et locale. Cultures pures.

EXPÉRIENCE XIV — Lapin N° 20

Le 21 décembre 1888. Deux divisions de Koch. Culture de trois jours. Mort *quatre jours* après. Rein gauche pesant 29 gr.; néphrite rayonnante, striée, sans abcès collecté. Rein droit pesant 13 gr.; infarctus à base périphérique dans la substance corticale. Bactérie pure dans le bassinet et dans le rein gauche. Une seule culture faite avec le rein droit reste négative.

Sur les coupes du rein gauche, on voit les organismes en énorme abondance dans la substance médullaire; quelques tubes contournés sont moulés eux aussi par les bacilles. Épars dans le parenchyme, on voit quelques abcès bacillaires. Cultures pures.

EXPÉRIENCE XV — Lapin No 21

Le 22 décembre, quatre à cinq gouttes de culture sur bouillon, âgée de quatre jours. Mort *quarante-deux heures* après. Rein gauche typique. Organismes cantonnés dans les tubes du sommet des papilles et jusque vers le milieu de la hauteur des pyramides. Cultures pures.

b) *Injections urétérales des cultures du staphylococcus aureus*

EXPÉRIENCE XVI — Lapin no 8

Le 3 septembre, injection de un demi-centimètre cube de culture sur bouillon, âgée de quarante-huit heures.

Mort *vingt-quatre heures* après. Péritonite avec épanchement localisée au côté gauche. Rein gauche pèse 9 grammes, le droit en pèse 8. (Voir la description de ce rein dans le mémoire, page 61). Rein droit, congestion corticale. Toutes les cultures prennent bien et sont pures. Dans les coupes du rein gauche on voit les microbes disséminés dans les tubes et jusque dans les espaces lymphatiques de la région corticale, mais il n'y a guère que des organismes isolés sans formation de colonies. Au-dessous de la capsule on trouve dans le rein des micrococques plus abondants. L'épithélium contourné était déjà trouble dans certains tubes, tandis que dans d'autres le noyau se colorait bien. Dans la substance médullaire quelques tubes montrent un début de prolifération.

EXPÉRIENCE XVII — Lapin no 19

Injection de la culture de dix jours d'aureus, le 3 octobre. *Tué le sixième jour*. Néphrite rayonnante suppurée avec abcès miliaires, organismes moulant les tubes droits de la substance médullaire ; dans la corticale on les trouve dans les tubes et dans leurs interstices; ils sont nombreux dans les foyers suppurés.

Dans les coupes du *rein droit*, abcès corticaux et embolies microbiennes.

Cultures pures.

c) *Injection urétérale des cultures du streptococcus pyogenes*

EXPÉRIENCE XVIII — Lapin N° 15

Le 26 septembre, injection urétérale d'une culture âgée du streptococcus pyogenes. *Tué le sixième jour.* Périnéphrite légère. Rein gauche pesant 25 grammes. Pas de pus à la coupe, mais stries sanglantes. Bassinet rempli de pus, papilles en partie noirâtres, nécrosées. Organismes rares, disséminés jusque dans la substance corticale ; plus nombreux, formant des colonies dans les tubes des papilles. Lésions histologiques surtout épithéliales ; infiltration embryonnaire disséminée. Rein droit pesant 10 grammes, simple congestion.

Culture pure dans le rein gauche. Pas d'infection générale.

EXPÉRIENCE XIX — Lapin N° 18

Injection, le 4 octobre, d'une demi-seringue de Koch, d'une culture du streptocoque âgée de 3 jours. Tué le cinquième jour. (Voir la description p. 60 du mémoire). Cultures du rein gauche, pures.

d) *Ligature urétérale avec injection de culture mixte du staphylocoque et d'un bacille*

EXPÉRIENCE XX — Lapin N° 14

Le 26 septembre injection uretérale de un demi-centimètre cube d'une culture impure du staphylococcus aureus, contenant un gros bacille pathogène pour le lapin. Mort en *trente-six heures.* Légère péritonite contenant les deux microbes.

Voir les détails dans le mémoire page 62.

e) *Néphrites suppurées par injection du bacterium pyogenes dans le sang* (1)

Quand on fait ces injections, les animaux meurent presque toujours trop vite et l'on peut constater que la congestion rénale est un peu plus intense que celle des autres organes. On voit en outre des lésions

---

(1) Je laisse complètement de côté un très grand nombre d'expériences d'infection générale chez le lapin, la souris et le cobaye, faites en commun avec M. Hallé et dans lesquelles les reins présentaient des néphrites descendantes analogues à celles de la plupart des septicémies expérimentales.

épithéliales et parfois des hémorragies. Dans un cas il existait des abcès miliaires. Si on contusionne le rein en même temps qu'on injecte les microbes dans le sang, on détermine la production d'une néphrite suppurée.

1° *Injection simple*

EXPÉRIENCE XXI — Lapin Nᵒ 22

Injection dans la veine de l'oreille de un demi-centimètre cube de culture de bactérie pyogène sur bouillon (Cette expérience a été faite en commun avec M. Hallé au mois d'août 1888). Tué 6 jours après.

Les deux reins présentent des abcès emboliques corticaux crus, et un abcès ramolli dans le rein droit. Tous donnent à la culture l'organisme à l'état de pureté.

2° *Injection microbienne et contusion rénale*

EXPÉRIENCE XXII. — Lapin N° 23.

Injection dans la veine de l'oreille de un quart de centimètre cube de culture sur bouillon (4ᵉ génération du cobaye), âgée d'un jour. Contusion du rein pressé modérément entre les doigts. *Mort en quarante-huit heures.*

Le rein contus pèse 25 grammes, tandis que l'autre n'en pèse que 11. Il présente une hémorragie sous-capsulaire et des ecchymoses parenchymateuses. A la coupe du rein on voit se détacher sur le fond noirâtre des stries purulentes perpendiculaires à la surface.

Cultures pures des deux reins.

f) *Périnéphrite*

EXPÉRIENCE XXIII — Lapin N° 13

Le 18 septembre je fais une injection de quelques gouttes d'une culture sur bouillon du bacterium pyogenes, entre le carré lombaire et la capsule du rein. *Mort 48 heures après.* Périnéphrite suppurée au début. Capsule épaissie.

Rein gauche pesant neuf grammes, congestionné dans sa portion corticale et présentant une ecchymose sous-capsulaire, tandis que le rein droit n'en pèse que huit et présente un degré moindre de congestion. Légère péritonite.

Congestion pulmonaire. Les cultures faites avec le parenchyme du rein gauche donnent en abondance le bacterium à l'état de pureté, tandis que celles du rein droit restent stériles pendant les premiers jours, puis il se développe une seule colonie le long de la piqûre.

LÉGENDE DES PLANCHES

PLANCHE I

Fig. I. — Infection expérimentale par le bacterium pyogenes

Rein gauche du lapin nº 10. Grandeur naturelle. Néphrite rayonnante suppurée au septième jour, produite par l'injection urétérale des cultures du bacterium pyogenes.

Fig. II. — Coupe du rein précédent, vue à un faible grossissement et montrant l'ascension des micro-organismes.

Fig. III et IV. — Infection ascendante combinée

Rein gauche du lapin nº 14. Gross = Oc. 2. Obj. $\frac{1}{16}$ imm. Leitz Dans la même préparation, on voit des tubes contenant un bacille pathogène (fig. 3), et d'autres envahis par le staphylococcus aureus (fig. 4). Certains tubes non représentés dans la planche contiennent simultanément les deux organismes.

Fig. V. — Infection combinée chez l'homme par le bacterium pyogenes et un bacille liquéfiant

Rein du malade de l'Obs. XIII. Gross. Oc. 2. Obj. 3 Leitz. On voit, à gauche, une embolie (bacterium pyogenes) et, à droite, des tubes contournés contenant le bacille liquéfiant.

A

13-A

PLANCHE II

Infection par le bacterium pyogenes

Rein du malade de l'Obs. XX.

Fig. I. — Gross. = Oc. 2. Obj. 3 Leitz. Vue de la substance corticale dont un grand nombre de tubes sont dessinés par les micro-organismes.

Fig. II. — Gross. = Oc. 2. Obj. $\frac{1}{10}$ Leitz. Un point de la figure précédente à un fort grossissement. Les bactéries ont envahi le glomérule. Quelques-unes se trouvent en dehors des tubes et sont souvent réunies en petits amas.

PLANCHE III

Fig. I. — Sclérose ascendante infectieuse

Rein gauche du malade de l'Obs. XIX. Gross.=Oc. 1 obj. 2 Verick. On voit, même à ce faible grossissement, que la sclérose ne suit pas les pyramides de Ferrein ; elle est plus marquée dans le labyrinthe.

Fig. II. — Néphrite descendante a prédominance épithéliale

Rein du malade de l'Obs. XVII. Gross. = Oc. 1, Obj. 7. Le tissu conjonctif est sain ; l'épithélium des tubes contournés est granuleux, sans limites cellulaires nettes. Dans le glomérule on voit une petite hémorragie et la prolifération de l'endothélium de la capsule.

Fig. III. — Forme descendante a prédominance de diapédèse dans un rein sclérosé

Rein du malade de l'Obs. V. La diapédèse est surtout remarquable au niveau des glomérules fibreux. On voit quelques tubes contenant des cylindres colloïdes.

PLANCHE IV

Fig. I.— INFECTION ASCENDANTE EXPÉRIMENTALE PAR LE STREPTOCOCCUS
PYOGENES

Lapin n⁰ 18. Coupe de la substance médullaire montrant les streptocoques dans l'intérieur des canaux collecteurs et l'accumulation de
leucocytes. Quelques micro-organismes ont traversé · la paroi des
tubes.

Fig. II. — INFECTION DU REIN DE L'HOMME PAR LE STREPTOCOQUE

Obs. XXIII. Gross.=Ocul. 2. Obj. $\frac{1}{16}$ Leitz. Passage des chaînettes du rein dans la capsule d'enveloppe: c'est le premier stade de
la production des abcès périnéphrétiques.

Fig. III. Même malade. — Embolus au début ; les streptocoques
envahissent le caillot.

Fig. IV. — INFECTION ASCENDANTE EXPÉRIMENTALE

Lapin n⁰ 14. Rein gauche. Portion de la substance corticale. On
voit les bactéries contenues dans les espaces lymphatiques dessiner le
contour des tubes.

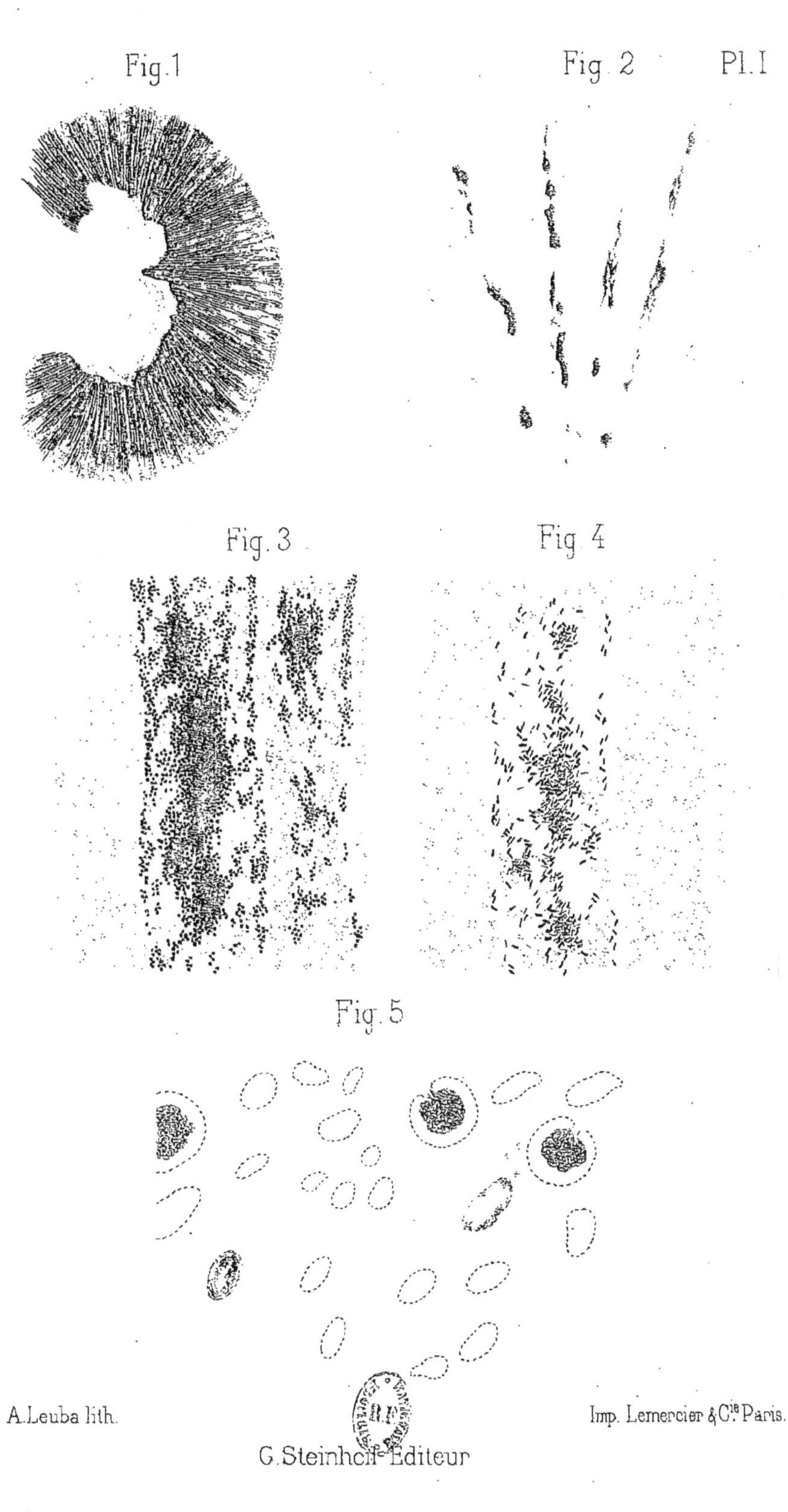

Fig.1
Fig 2
Pl. I
Fig. 3
Fig. 4
Fig 5
A.Leuba lith.
G.Steinheil Editeur
Imp. Lemercier &C.ie Paris.

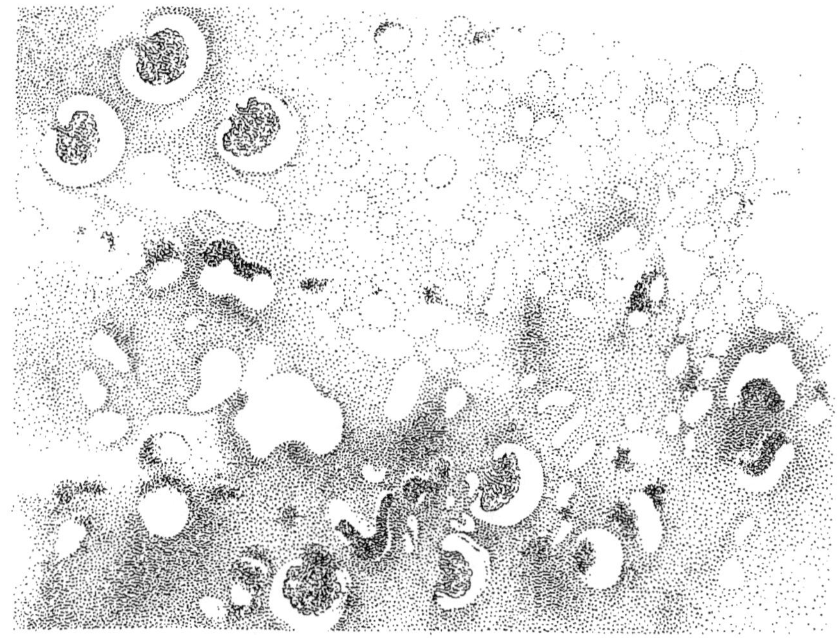

Fig.2

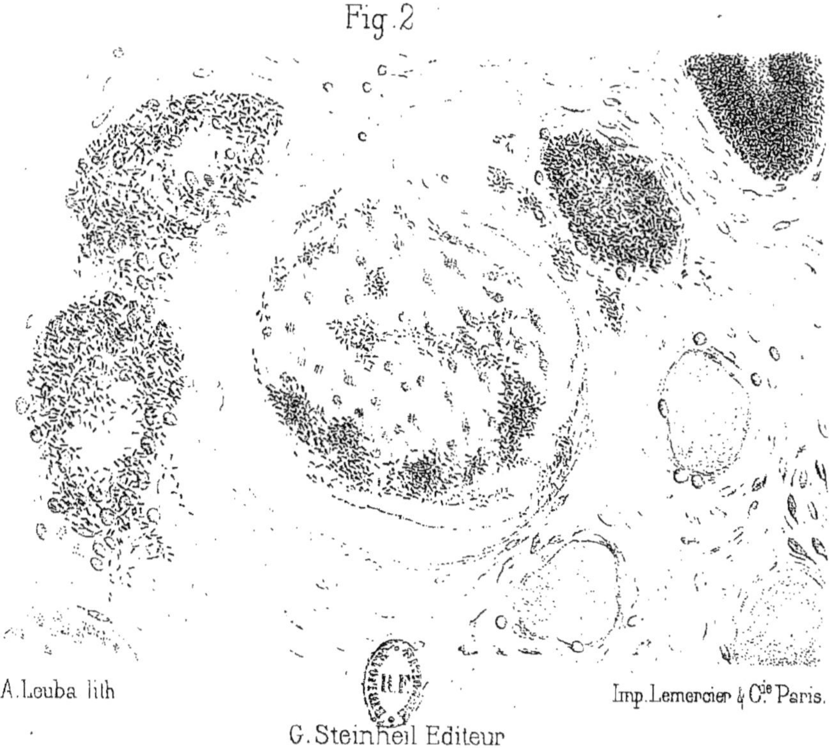

A.Leuba lith   G.Steinheil Editeur   Imp.Lemercier & C.ie Paris.

Fig.1

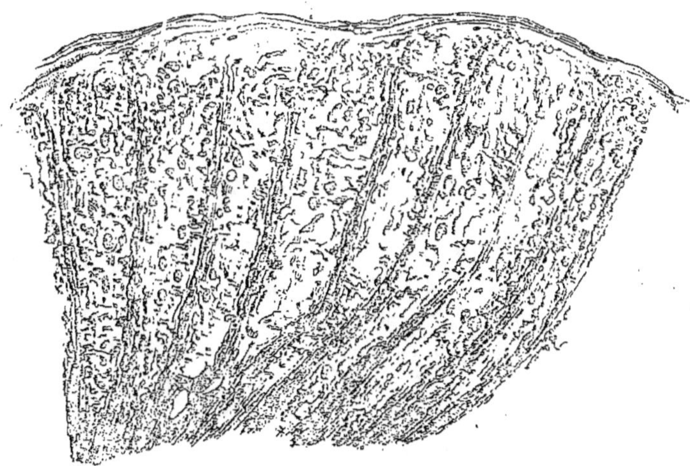

Fig. 2

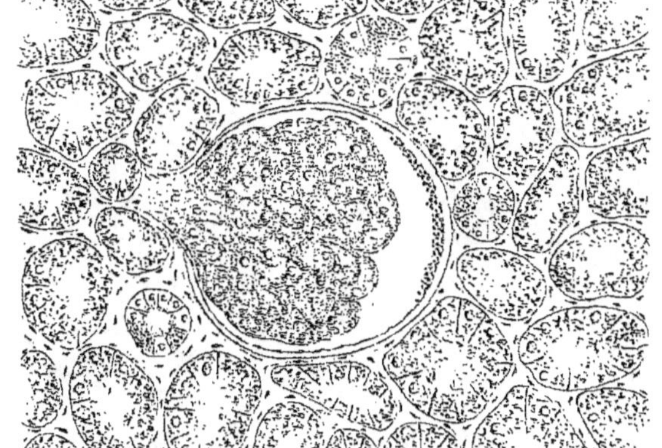

Fig. 3

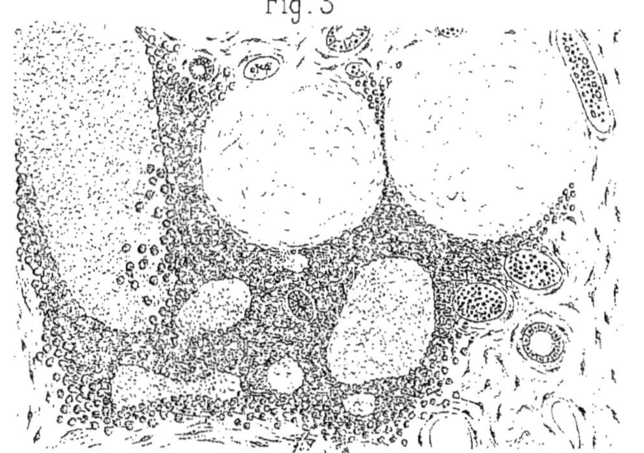

Fig.1
Pl.IV

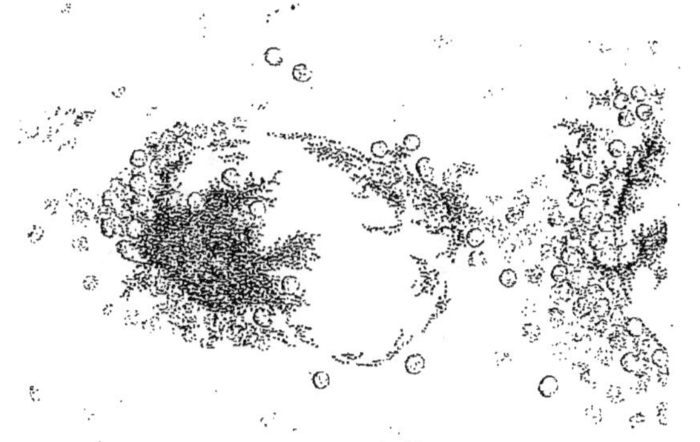

Fig.2

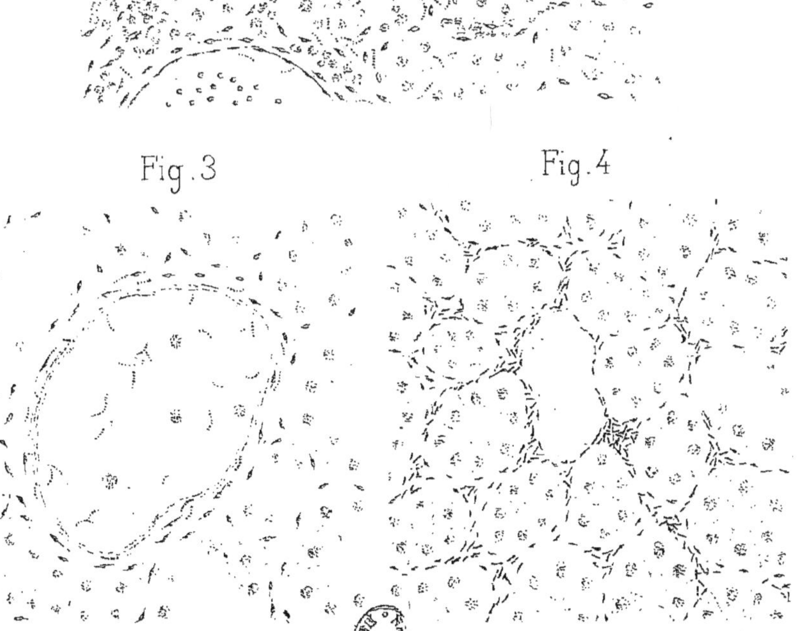

Fig.3
Fig.4
A.Leuba lith.
Imp. Lemercier & Cie Paris.
G. Steinheil Editeur